대한민국
최고의 명의가
들려주는

골다공증

SNUH
서울대학교병원
Health+13

대한민국 최고의 명의가 들려주는

골다공증

초판 1쇄 발행 2015년 11월 30일
초판 3쇄 발행 2023년 3월 20일

지은이 신찬수

펴낸곳 서울대학교출판문화원
주소 (08826) 서울 관악구 관악로 1
도서주문 02-889-4424, 02-880-7995
홈페이지 www.snupress.com
페이스북 @snupress1947
인스타그램 @snupress
이메일 snubook@snu.ac.kr
출판등록 제15-3호

ISBN 978-89-521-1794-6 04510
978-89-521-1498-3 (세트)

SNUH
서울대학교병원
Health+ 13

대한민국
최고의 명의가
들려주는

골다공증

신찬수 서울대학교병원 내과 교수

서울대학교출판문화원

발 간 사

첨단 지식정보화 사회에 들어 눈부신 의학발전에도 불구하고 여전히 병마와 싸우는 수많은 환자들이 있기에 우리는 한시라도 마음이 편할 수가 없습니다.

서울대학교병원 Health⁺ 시리즈는 정보의 홍수 시대에 근거가 빈약한 의학정보가 무분별하게 난무하는 상황에서 의학적 근거와 기준을 제시하며 표준화된 건강정보를 제공하고자 발간되었습니다.

특히 이 책은 대한민국 암 발생률 1위인 위암을 시작으로 유방암, 간암, 췌장암 등 다양한 암 질환과 각종 질병까지 의료진이 오랜 기간 걸쳐 축적해 온 경험과 의학지식을 알기 쉽게 풀어가고 있습니다. 또한 각 질환별로 증상, 진단, 치료, 재활, 건강관리 등 환자들이 궁금해하는 점을 중심으로 일반인들도 이해하기 쉽게 구성되어 있습니다.

무엇보다 이 시리즈를 통해 서울대학교병원 최고 명의들이

건강과 질병에 대한 전문적 지식을 국민들과 함께 공유함으로써 국가중앙병원으로서 국민건강관리의 올바른 방향을 제시하고 평생건강을 계획하고 관리하게 된 것은 정말 소중한 일이 아닐 수 없습니다.

이 책의 발간에 수고를 아끼지 않은 원고 집필 교수진과 서울대학교출판문화원 편집진에게 감사를 드리며, 이번 Health+ 시리즈 발간이 우리 모두의 건강한 미래를 밝히는 소중한 길잡이로서 국민 모두가 더욱 건강하고 행복한 삶을 영위해 나가는 뜻깊은 계기가 되기를 기대합니다.

2013년 8월 25일

서울대학교병원장 오 병 희

우리나라는 전 세계에서 가장 빠르게 고령화가 진행되고 있어 2026년에는 65세 이상 인구가 차지하는 비율이 20%가 넘는 초고령 사회로 진입할 예정이다.

골다공증은 인구의 노령화와 함께 그 수가 급격히 증가하는 대표적인 노인성 질환으로, 이로 인한 사회·경제적인 부담이 날로 증가하고 있다.

골다공증은 그 자체로는 증상이 없으나 사소한 충격에도 뼈가 부러질 확률이 높은 질병이다. 50세 이후 폐경기 여성이 일생 중 골절을 경험할 확률은 약 30% 이상으로 알려져 있고, 주요 골절 발생률도 남성에 비해 여성에서 훨씬 높아 골다공증은 여성의 병으로 인식되어 왔다.

그러나 남성에서도 50세 이후 8명 중 1명에서 골절이 발생하며, 특히 고관절(엉덩이) 골절이 발생한 경우 사망률은 남성에서 더 높게 나타나고 있어 남성들도 관심을 소홀히 해서는 안

된다. 따라서 남녀 모두 50세 이후에는 골다공증 유무를 검사하여 적절히 대처함으로써 골절을 예방하는 것이 중요하다.

우리나라는 골밀도 검사 기기가 광범위하게 보급되어 있어 병의원이나 보건소에서도 쉽게 검사를 받을 수 있다. 일단 진단을 받으면 전문의와 상담을 통해 적절한 치료법을 찾으면 된다. 또한 현재 시판 중인 약제들은 골밀도를 증가시키고 골절을 예방하는 데 우수한 효과들이 입증되어 있으며, 이 외에도 기존 약제의 부작용을 줄이며 더 우수한 효과를 내는 약제들이 지속적으로 개발되고 있다.

뼈 건강을 결정하는 데 가장 중요한 것은 유전적인 소인으로 알려져 있다. 그러나 이 외에도 청소년기에 충분히 뼈를 만드는 노력을 하는 것이 중년 이후 골다공증을 관리하는 것 못지않게 중요하다. 적절한 운동과 균형된 식사, 특히 충분한 칼슘과 비타민 D 섭취가 골다공증 관리의 핵심이다.

골다공증은 그 자체로는 생명을 위협하는 질병은 아니다. 그러나 일단 골다공증성 골절이 발생하면 그로 인한 통증과 후유증으로 인해 삶의 질이 급격히 저하될 수 있어 장년기 건강관리에서 꼭 유념해야 한다. 또한 그런 연유로 다양한 건강정보가 쏟아져 나오고 있으나, 제대로 검증된 것은 일부에 불과하다.

이 책은 골다공증에 대한 궁금증을 해소할 수 있게 환자들이 궁금해하는 내용을 중심으로 만들어졌다. 이 책을 통해 골다공증에 대한 올바른 정보를 나누고 지혜롭게 대처하는 데 도움이 되기를 바란다.

신찬수(서울대학교병원 내과 교수)

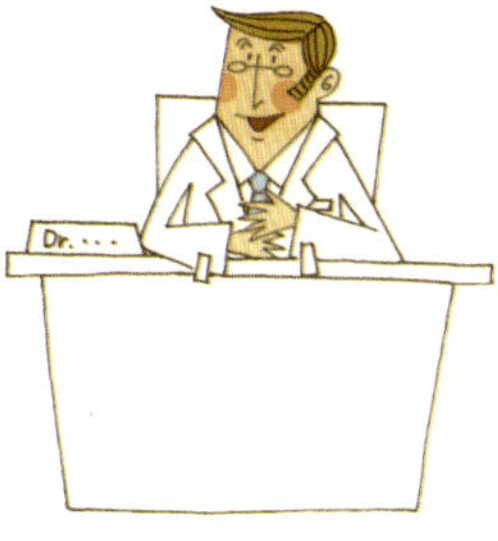
Dr. ...

차 례

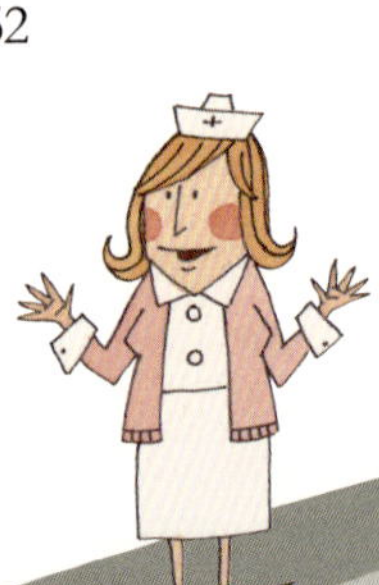

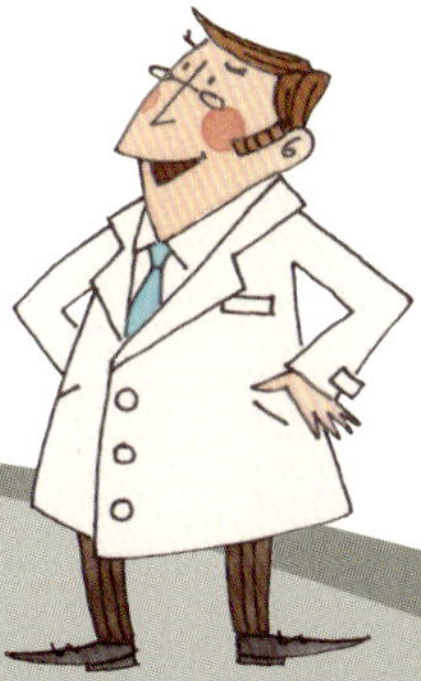

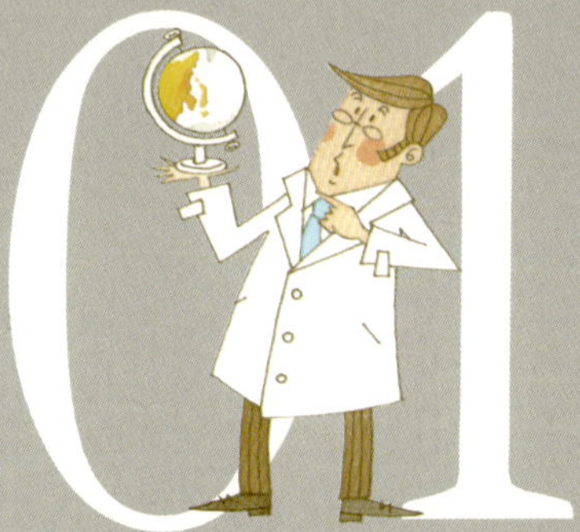

01 무릎이 시큰거리고 아픈데 골다공증일까?

골다공증은 워낙 흔한 질환이기 때문에 보통 무릎이나 고관절이 아프면 골다공증이 온 것 같다고 하지만, 사실 골다공증보다는 퇴행성 관절염에 의한 증상일 가능성이 훨씬 높다. 그러나 이런 환자들은 골다공증도 함께 지니고 있을 가능성이 있다.

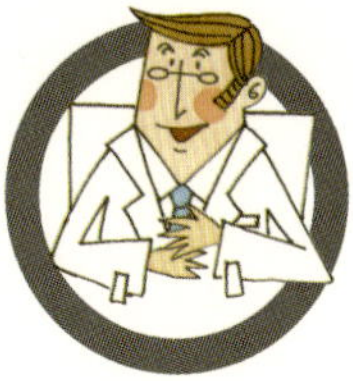

골다공증이란?

환자 중에는 무릎이나 고관절(엉덩이 관절)이 아파서 골다공증이 온 것 같다고 말하는 사람이 많다. 혹은 골다공증은 뼈에 바람이 든 병이라고 하는데 허벅지가 시큰거려서 골다공증을 의심하는 사람들도 있다.

세계보건기구(WHO)에 따르면 골다공증은 "뼈가 약해져서 부러질 확률이 높아진 상태"로 정의된다. 다른 질병이 현재 몸의 상태가 비정상적인 것으로 정의되는 것에 비하면, 미래 발생할지 모르는 골절 위험을 근거로 질병을 진단한다는 면에서 골다공증은 매우 독특하다고 할 수 있다.

뼈는 석회 덩어리로 보이지만 현미경으로 자세히 들여다보면 미세한 가지들이 그물처럼 연결되어 있는데, 골다공증이 진행되면 이 잔가지들의 두께가 가늘어지고 서로 연결이 끊어져 외력에 취약하게 되어 결과적으로 작은 충격에도 골절이 일어난다. 미세한 뼈 가지 사이로 난 공간이 넓어져 구멍이 숭숭 뚫린 것처럼 보이기 때문에 골다공증(骨多孔症)이라고 하지만, 실제 육안으로 그렇게 보이는 것은 아니고 현미경이나 고해상도 X선 검사를 해야 알 수 있다.

골다공증의 또 한 가지 특징은 골다공증이 어느 정도 심해져도 자각 증상이 없다는 데 있다. 따라서 뼈가 부러지고 나서야 골다공증이 있었음을 알게 되는 경우가 많다. 그러므로 골다공증을 "소리 없이 찾아오는 도둑 같다"고 하는 것이 틀린 말은 아니다.

따라서 무릎이 아파서 오는 환자들은 실제로 골다공증보다는 무릎의 퇴행성 관절염에 의한 증상일 가능성이 훨씬 높다고 할 수 있다. 퇴행성 관절염은 뼈 자체보다는 뼈를 싸고 있는 연골 등의 손상에 의한 질병으로 골다공증과는 치료법이 전혀 다르다.

물론 골다공증이 워낙 흔한 질환이기 때문에 이런 증상의 환자들이 골다공증을 함께 지니고 있을 가능성이 있다. 문제는 이럴 경우 골다공증에 대한 치료를 하더라도 무릎의 통증이 호전되지는 않는다는 점이다.

즉 골다공증은 그 자체로도 증상이 없지만 호전될 경우에도 그 효과를 느끼기 어려운 점이 특징이다.

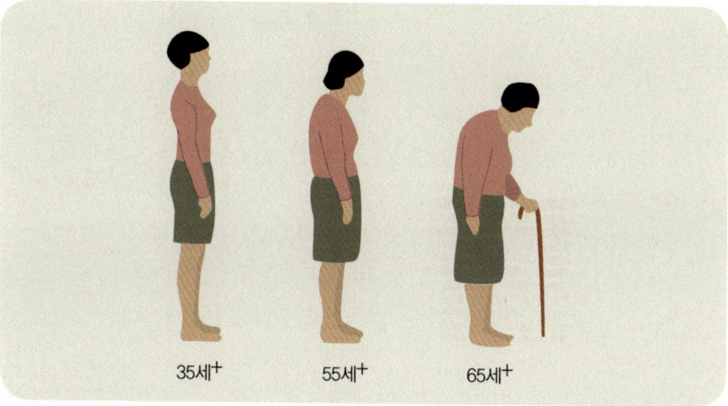

그림 1. 인간의 노화

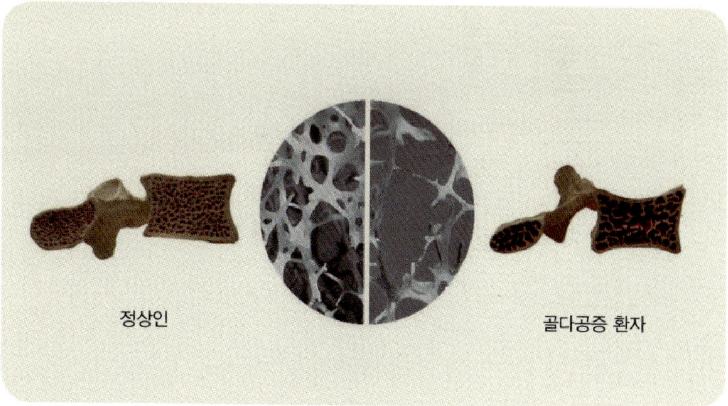

그림 2. 정상인과 골다공증 환자의 골밀도 비교

Hospital Memo

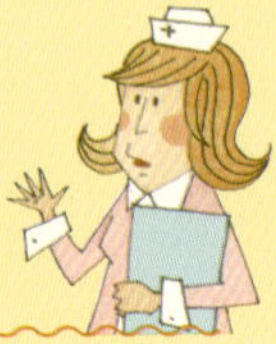

오십견이 골다공증과 관계가 있나?

'오십견(五十肩)'이라고 하는 것은 어깨 관절을 둘러싼 관절막이 퇴행성 변화를 일으키면서 염증을 유발하여 어깨의 통증과 움직임의 제한이 있는 상태로 사실 의학적인 진단명은 아니다. 50세 이후에 특별한 원인 없이 나타나는 것이 특징이기 때문에 붙여진 이름이며, 실제로 전 인구의 2~5%가 이로 인해 고생을 하고 있다고 알려져 있다.

오십견은 증상이 어깨에 나타난다는 점이 특이하며, 그 원인은 다양하고 보통 어깨 관절 주위의 염증 혹은 골절을 비롯한 손상 후에 잘 발생한다. 또한 당뇨병이나 갑상선 질환, 유방 수술 후에도 잘 나타난다.

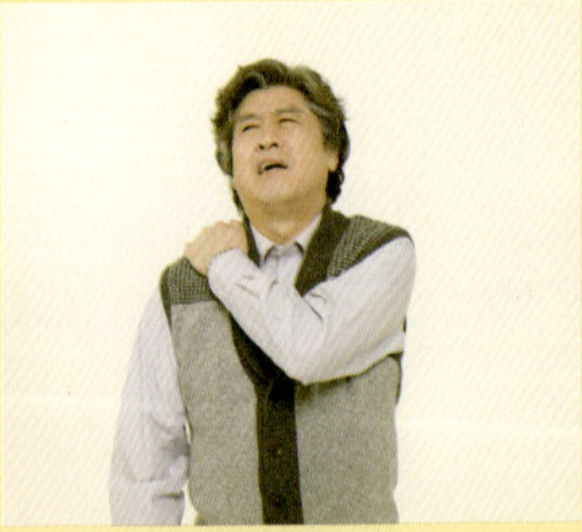

그림 3. 50세 이후에 흔히 나타나는 오십견

어깨 관절은 뼈와 뼈가 만나는 곳이지만 뼈 주위는 연골이 둘러싸고 있고 관절 움직임은 근육 및 인대가 담당하고 있다. 오십견은 기본적으로 이러한 관절, 연골, 인대의 문제로서 뼈가 약해져 있는 골다공증과는 무관하다. 다만 골다공증 자체는 증상이 없으면서 50대 이후에 오십견보다도 더 흔하게 나타나기 때문에 오십견 환자가 골다공증을 동반하고 있을 가능성이 매우 높다.

따라서 오십견 증상이 나타나면 이에 대한 전문적인 치료를 받되, 골다공증의 가능성에 대해 함께 검사해 보는 것이 좋다.

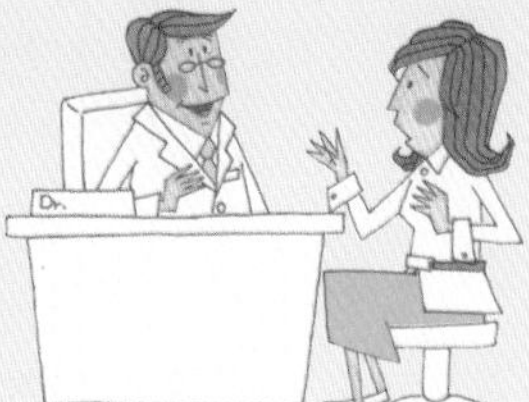

02

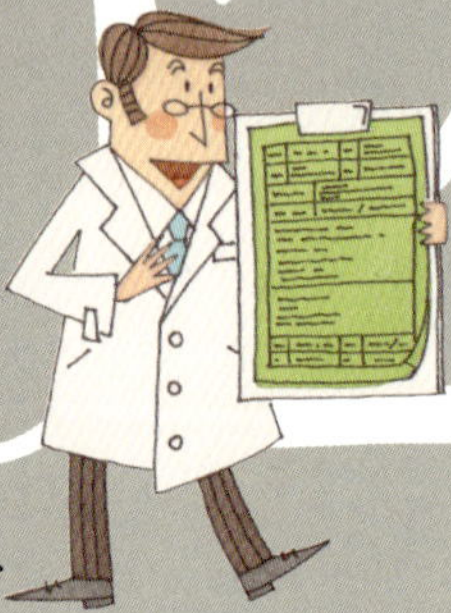

골다공증과 노화

인간의 뼈는 30대 중반에 이르면 전신의 골량이 최고점에 이르고, 이후 연령이 증가함에 따라 남녀 모두 골량이 점차 감소하게 된다.
젊을 때부터 축적된 최대 골량이 적은 경우나 연령 증가에 따른 골소실이 많은 경우 골다공증이 발생한다고 알려져 있다.

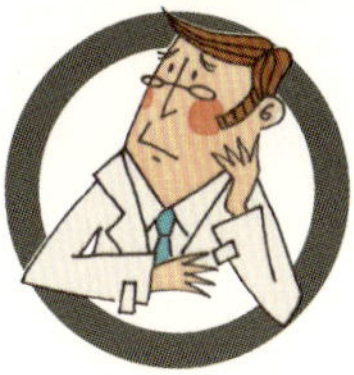

노화와 골다공증

골다공증은 나이가 들면서 골밀도가 감소하여 특정 수준 이하로 떨어졌을 때 진단되는 것으로, 이론적으로는 무한정 장수하게 되면 누구에게나 올 수 있다.

여성의 경우 50세 이후에 일생 동안 골절을 경험할 확률은 약 30%로, 골밀도를 이용해 골절 위험이 있는 사람을 찾으려다 보니 폐경 후 여성의 약 30%가 골다공증에 해당된다. 남성은 이보다 적어 조사에 따라 5~15% 정도이다.

실제로 국내에서도 경기도 안성 지역을 대상으로 한 역학조사에서 골다공증의 유병률은 여성의 경우 약 28%, 남성의 경우 10%로 관찰되었으며, 국민건강영양조사에서도 여성은 35%, 남성은 5%로 나타났다.

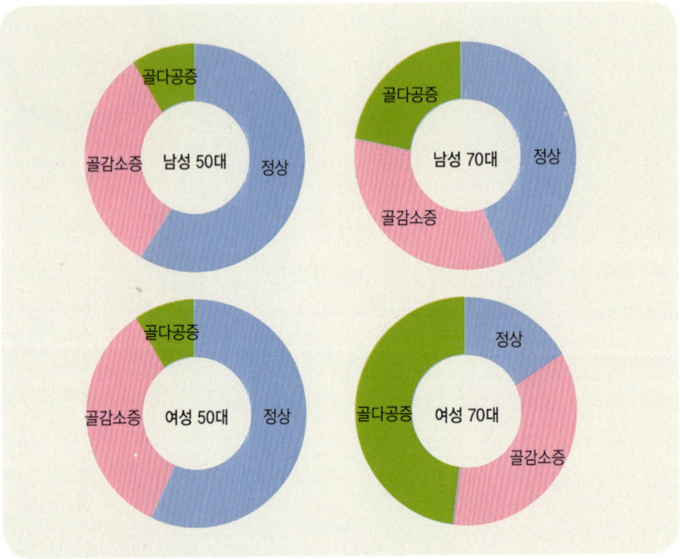

그림 4. 50대와 70대 남녀의 골감소증과 골다공증 비교

즉 골다공증은 나만의 문제가 아니며, 검사해 보기 전에는 모르고 지낼 뿐 실제로는 많은 여성들이 폐경 후 혹은 노화 과정에서 흔히 겪게 되는 현상이다.

골다공증의 원인

뼈는 우리 몸에서 가장 많은 무게를 차지하며 단단한 칼슘

덩어리로 느껴지지만, 실제로는 그 내부에 여러 종류의 세포가 존재하고 끊임없이 역동적인 대사가 이루어지고 있다.

갓난아이의 몸속에 들어 있던 작은 뼈는 성장 과정에 길이 성장을 하는 동시에 내실을 다져 나가며 30대 중반에 이르기까지 전체 골량은 꾸준히 증가하게 된다. 이 시기, 즉 30대 중반에 이르면 전신의 골량은 최고점에 이르는데 이를 '최대 골량'이라고 한다.

최대 골량은 여성에 비해서 남성에서 더 높게 나타나며, 최대 골량에 도달한 이후에는 연령이 증가함에 따라 남녀 모두 골량이 점차적으로 감소하는데, 여성의 경우에는 폐경기를 전후하여 급격한 감소를 보인다.

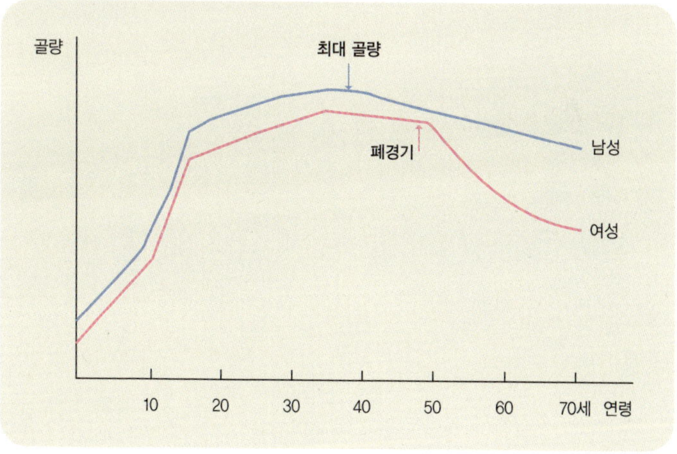

그림 5. 연령에 따른 남성과 여성의 골량

이와 같이 연령 증가에 따라 골량이 감소하는 이유는 전신적으로 일어나는 '골 교체' 과정에서 골소실이 지속적으로 축적되기 때문이다. 골 교체란 기존에 존재하던 뼈 조직의 일부가 녹아나고 이 부분에 새로운 뼈를 채워 넣는 과정으로, 이 과정에서 녹여낸 만큼의 뼈가 100% 회복되면 골소실이 발생하지 않겠지만, 채워 넣는 양이 항상 녹아난 양보다 적기 때문에 조금씩 뼈의 양이 감소해 나가는 것이다.

따라서 젊을 때부터 축적된 최대 골량이 적은 경우나 연령 증가에 따른 골소실이 많은 경우에는 다른 사람에 비해 골량이 적게 되고, 어느 정도의 경계를 넘을 경우 이를 '골다공증'

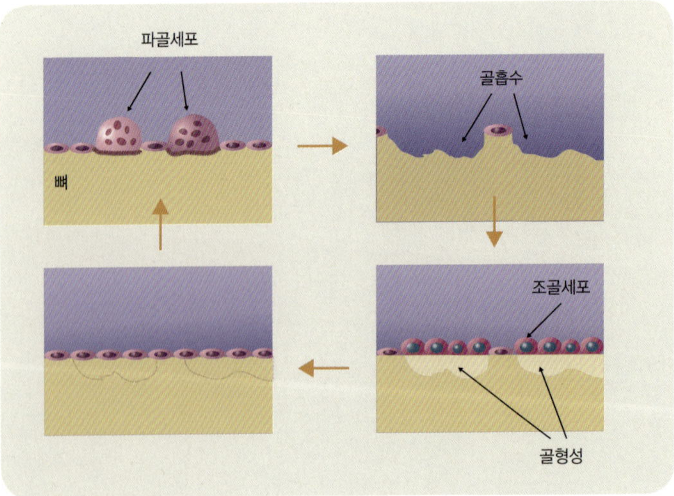

그림 6. 골량이 감소하는 이유

이라고 한다.

골다공증의 치료

뼈가 녹아나오는 것을 억제하거나 새로운 뼈가 만들어지는 것을 촉진하면 골량의 증가를 가져올 수 있고, 실제로 현재 사용하는 골다공증 치료제는 이런 두 가지 작용 기전을 가지고 있다.

골다공증 치료 약제 중에서 비스포스포네이트, 여성호르몬, SERM 계통의 약제는 뼈를 녹여내는 파골세포의 활동을 억제하는 역할을 하고, 부갑상선호르몬제는 새로운 뼈를 만드는 조골세포의 활성을 촉진시키는 역할을 한다.

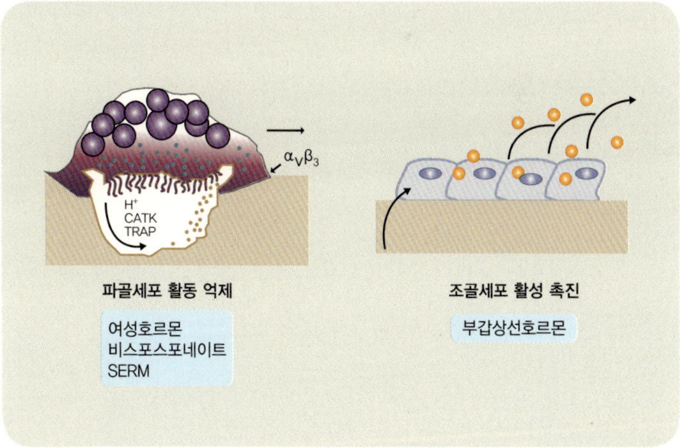

그림 7. 파골세포의 활동을 억제하고 조골세포의 활성을 촉진시키는 골다공증 치료 약제

03

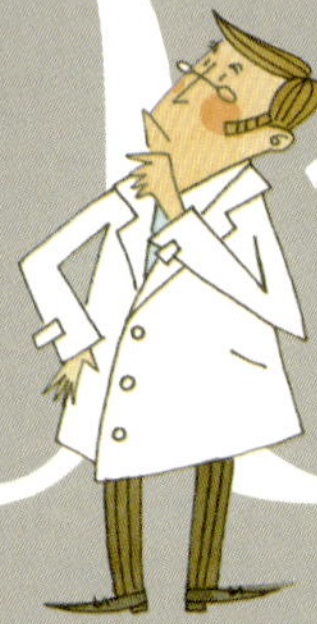

골다공증의 위험 인자와 유전적 요인

골다공증은 저체중과 과도한 다이어트, 지나친 음주와 흡연, 스테로이드 제제, 갑상선호르몬, 부갑상선기능항진증 등이 영향을 끼칠 수 있으며, 이 외에 유전적인 요인도 골밀도를 결정하는 데 중요하다고 알려져 있다.

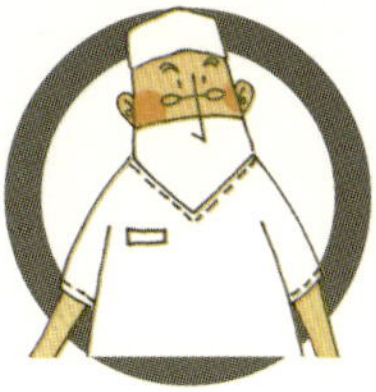

골다공증의 위험 인자

골다공증은 나이가 들면 누구에게나 위협이 되지만, 다음과 같은 경우 다른 사람들에 비해 그 위험이 증가하는 것으로 알려져 있다.

대표적인 것은 '저체중'으로, 일반적으로 비만이 당뇨병, 심장 질환 등의 위험을 증가시키지만 골밀도에 관한 한 저체중이 큰 위험 요소이다. 특히 날씬해지려고 지나치게 다이어트 하는 젊은 여성들은 골다공증의 위험이 매우 높다.

생활습관 중에는 지나친 음주와 흡연도 뼈 건강에 해롭다고 알려져 있다. 음주는 하루에 2단위까지 허용이 되는데, 2단위라 함은 순수 알코올 20cc로 소주 2잔, 맥주 2잔 정도가 이에 해당한다.

또한 스테로이드 제제, 갑상선호르몬, 항응고제 등의 약물을 복용할 때나 갑상선기능항진증, 부갑상선기능항진증, 쿠싱증후군 등도 골다공증의 위험을 증가시키는 요인이 된다.

골다공증의 유전적 요인 및 그 외 요인

지금까지 이야기한 요인들은 모두 후천적인 인자들이지만, 유전적인 요인도 골밀도를 결정하는 데 중요하다. 실제로 유전적 요인이 골밀도의 70%를 결정하는 것으로 알려져 있다.

이 외에도 골밀도와 무관하게 골절 자체의 위험을 증가시키는 요인들도 알려져 있는데, 예를 들어 성인 이후 골절 경험이 있거나 부모 혹은 형제가 골절을 경험한 적이 있다면 앞으로 골절이 발생할 가능성이 높다고 한다.

따라서 50세 이후가 되면 이러한 위험 인자가 있는지 꼼꼼히 살펴보고, 골다공증의 우려가 있으면 병원을 찾아 골다공증 유무를 확인하는 것이 좋다.

Hospital Memo

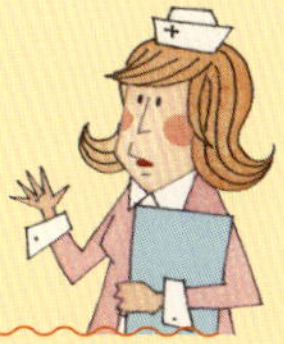

골다공증을 유발하는 위험 인자

❶ 골다공증 위험이 높은 사람

조기 폐경된 여성, 골다공증의 가족력이 있는 사람, 마른 체격, 칼슘 섭취가 적은 사람, 흡연자 또는 술을 많이 마시는 사람, 영양 결핍 환자, 운동을 하지 않는 사람, 위장관 수술을 한 적이 있는 사람 등이 특히 골다공증 위험이 높다고 알려져 있다.

❷ 골다공증을 유발하는 약물

- 부신피질호르몬 제제 : 천식, 류머티즘 관절염, 면역 억제제로 사용된다.
- 항응고제 : 와파린 등이 있다.
- 항경련제
- H2 차단제 (역류성 식도염, 위궤양 치료제)

❸ 골다공증 위험 질환

- 내분비 질환 : 부갑상선기능항진증, 쿠싱 증후군, 갑상선기능항진증, 제1형 당뇨병
- 그 외 간 질환, 신장 질환

04

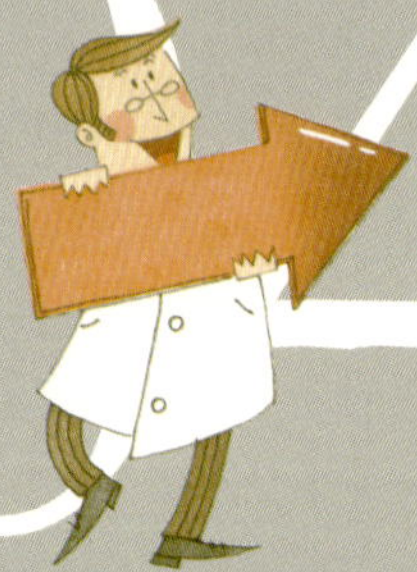

과도한 다이어트가 골다공증을 부른다?

여성들이 과도하게 마른 몸을 선호하는 분위기가 확산되면서 과도한 체중감량으로 뼈 건강에 비상이 걸렸다. 적절한 체중감량은 한 달에 0.5~1kg 정도이며, 쫄쫄 굶는 과도한 다이어트는 피부 노화, 무월경뿐만 아니라 무엇보다 골다공증의 위험을 불러온다.

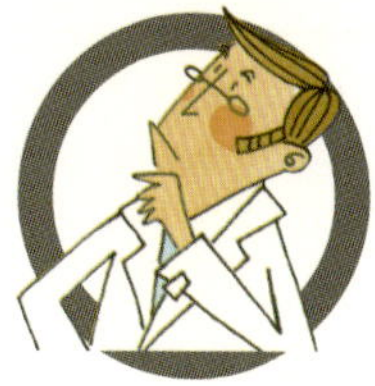

다이어트와 뼈 건강

골다공증이 있는지 예측할 수 있는 인자 중에 나이 다음으로 중요한 것이 체중이다. 앞에서 언급하였듯이 실제로 저체중은 골다골증의 위험 인자로 잘 알려져 있다.

그렇다면 비만한 사람이 다이어트로 체중을 감량하면 거꾸로 뼈에 안 좋은 영향을 미칠까? 결론은 "그렇다"이다.

그동안 보고된 연구 결과를 종합하면, 다이어트로 체중을 감량하였을 경우 척추 골밀도는 큰 변화가 없으나 대퇴골 골밀도는 6개월 이후부터 의미 있게 감소되었다고 한다. 동시에 뼈가 녹아나는 것을 반영하는 피검사 수치가 증가한다는 것이 밝혀져, 이는 다이어트로 인해 일시적으로 뼈의 대사가 증가하고 결과적으로 골밀도가 감소하는 것으로 생각된다.

그렇다면 다이어트에 의한 체중감소가 꼭 나쁜 것일까?

한국인을 대상으로 한 필자의 연구에 의하면, 비만도가 증가하면 골밀도가 증가하기는 하지만, 이는 단순히 무게의 증가에 따른 것이고 근육의 효과를 제거하고 나면 지방질이 증가하는 것은 오히려 뼈에 안 좋은 방향으로 작용하는 것으로 밝혀졌다. 따라서 지나친 비만일 경우에는 체중 정상화에 의한 대사증후군 위험의 감소가 일시적인 골밀도 감소보다 전체적인 건강 면에서는 더 중요할 수도 있다.

단, 정상 체중을 지닌 젊은 여성들이 외모를 위해 지나치게 다이어트를 하는 것은 절대 금물이다.

적절한 체중감량

적절한 체중감량은 한 달에 0.5~1kg 정도가 이상적이다. 쫄쫄 굶는 과도한 다이어트는 피부 노화, 무월경뿐만 아니라 무엇보다 골다공증의 위험을 불러올 수 있으므로 주의해야 한다.

Hospital Memo

다이어트를 하는데 골다공증이 오는 이유는?

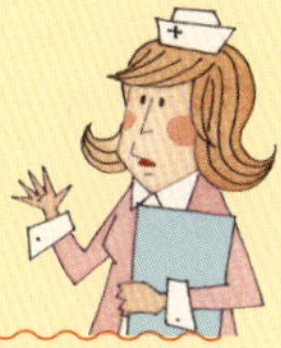

흔히 폐경기 이후의 여성이나 노인에게 많이 나타나는 골다공증이 최근에는 과도한 체중감량이나 다이어트를 하는 젊은 여성에게서도 나타나고 있다. 그 이유는 무엇일까?

이는 지나친 다이어트로 칼슘 섭취량이 부족해지고, 필요한 영양소를 골고루 섭취하지 않고 단지 열량을 낮추는 것으로 체중을 감량하려고 하기 때문이다. 이렇게 되면 영양소의 불균형을 초래하여 아무리 젊은 사람이더라도 골다공증이나 빈혈의 가능성이 높아지게 된다.

따라서 골다공증을 피하면서 다이어트를 해야 한다면 다음 사항을 꼭 지켜야 한다.

❶ 우유 등 칼슘이 많이 들어 있는 식품을 섭취한다.
❷ 과일과 채소를 충분히 섭취한다.
❸ 칼슘의 흡수를 방해하고 칼슘을 체외로 배출시키는 인산염이 다량 들어 있는 탄산음료와 패스트푸드는 삼간다.
❹ 지나치게 짠 음식은 신장을 통해 칼슘을 빠져나가게 하므로 싱겁게 먹는다.
❺ 금연 및 자신에게 맞는 적당한 운동을 규칙적으로 한다.

05

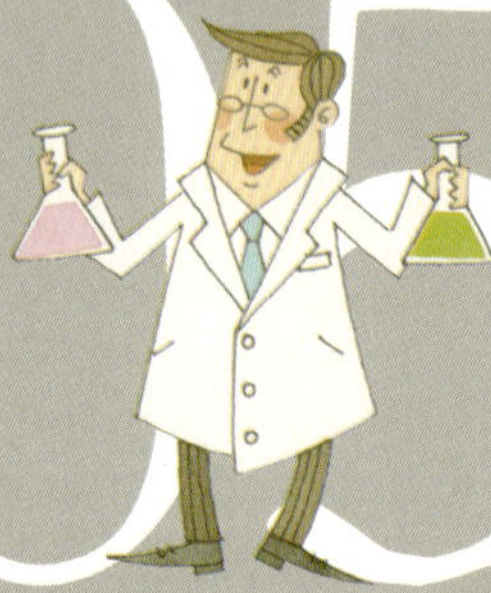

골다공증 검사 방법

골다공증 검사는 뼛속에 있는 칼슘 등 무기질의 양을 방사선을 이용해 골밀도를 측정함으로써 이루어진다. 표준적인 골밀도 측정 방법으로 방사선을 이용한 '이중에너지 방사선 흡수법'이 있고, 이 외에도 X선, CT, 초음파를 이용한 방법이 있다.

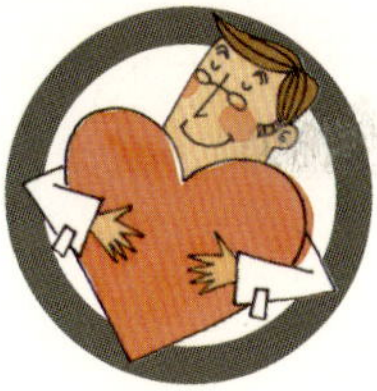

골밀도 진단

골다공증은 골밀도를 측정하여 검사하는데, 골밀도는 뼛속에 있는 칼슘 등 무기질의 양을 방사선을 이용해 측정함으로써 알 수 있다.

골밀도는 절댓값으로 비교하는 것이 아니라 'T-점수'라는 복잡한 점수를 산출하여 진단한다. 이 T-점수라는 것은 환자의 골밀도를 젊은 여성(혹은 남성)의 골밀도와 비교한 상대적인 값을 의미한다. 즉 T-점수가 -2.0이라는 것은 환자의 골밀도가 젊은 여성의 골밀도보다 표준편차의 2배 만큼 작다는 뜻이다.

T-점수가 -2.5보다 같거나 낮은(마이너스 값이 커지면) 경우 '골다공증'으로 진단하게 되는데, -2.5면 내 골밀도가 젊은 사람의 골밀도 평균의 약 70%라는 것을 의미한다(그림 8 참고).

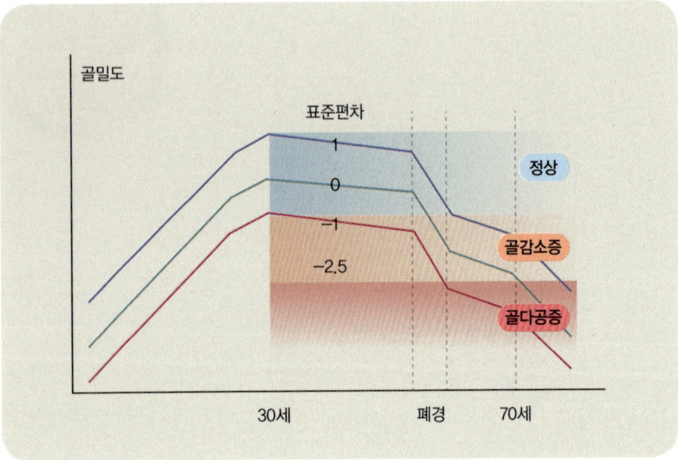

그림 8. 골다공증의 진단

그런데 T-점수는 상댓값이므로 나이가 들면 자연스럽게 점수가 낮아지게 되어, -2.5라는 점수는 사실 우리나라 75세 여성의 평균값 정도이다.

골밀도 검사 대상

골밀도는 모든 사람이 검사받을 필요는 없으며, 특별한 위험 인자가 없는 경우에는 여성에서는 65세 이상, 남성에서는 70세 이상의 경우 검사받는 것이 권유된다.

그 외 골밀도 측정이 필요한 사람

- 난소 절제술 등으로 조기 폐경이 된 여성
- 운동량이 부족하거나 질병 등으로 오랫동안 누워 있던 사람
- 과도한 음주와 흡연을 하고 있는 사람
- 부신피질호르몬을 장기 복용한 사람
- 위장 질환으로 영양섭취가 오랜 기간 부족한 사람
- 부갑상선기능항진증 또는 당뇨병을 앓고 있는 사람

그러나 여성의 경우 폐경이 된 이후에는 검사를 받고 골밀도에 대해 관리를 하는 것이 골량 감소가 진행된 이후 치료받는 것보다 유리할 수 있다.

골밀도를 찍고 나면 '골감소증'이라는 검사 결과가 나오는 경우가 종종 있는데, 이는 T-점수가 -1.0과 -2.5 사이임을 뜻하며 골밀도가 '정상'과 '골다공증'의 중간 정도, 즉 아직 골다공증이 아니라는 뜻이다. 실제로 60세가 되면 전체 여성의 반 정도가 골감소증에 해당한다.

골밀도 측정 방법

골밀도를 측정하는 표준적인 방법은 방사선을 이용한 '이중에너지 방사선 흡수법(DEXA)'을 이용한 방법이다. 측정 시 침대 같은 테이블에 바로 누워 있으면 X선 빔이 신체 상하로 이동하며 측정하는데, 약 5분이면 검사가 끝난다.

이 외에도 발목이나 손목에서도 골밀도 측정이 가능하며, X선이나 CT, 초음파로 골밀도를 측정하기도 한다.

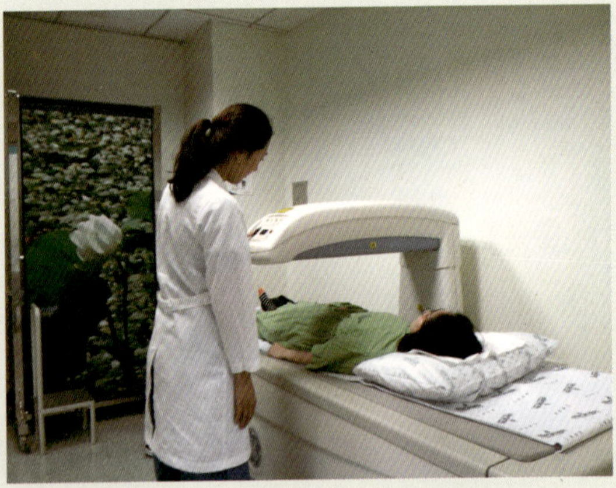

그림 9. 전신 골밀도 진단기

Hospital Memo

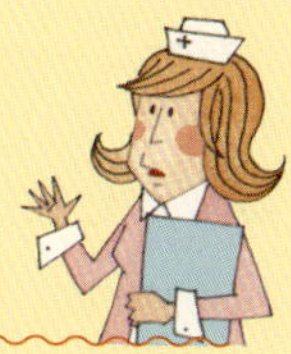

골밀도 검사와 T-점수, Z-점수

앞으로 골절이 일어날 확률을 예측할 수 있는 골밀도 검사에서 그 결과를 표시하는 방법으로 T-점수라는 것이 있다.

T-점수는 현재 골밀도 수치가 우리나라 30대 초반 젊은 여성의 평균보다 몇 표준편차만큼 떨어져 있는지로 표시한다. T-점수가 -2라면 골밀도가 젊은 사람의 평균보다 2 표준편차만큼 적다는 뜻이다. 즉 T-점수가 낮을수록 골밀도가 좋지 않다는 것이다. 보통 T-점수가 -2.5보다 낮을 때 골다공증으로 진단한다.

이에 비해 Z-점수는 소아, 청소년, 폐경 이전의 여성, 50세 이전의 남성에게 사용하는 상대적 수치로, -2.0 이하인 경우 같은 연령에 비해 의미 있게 낮다고 해석한다.

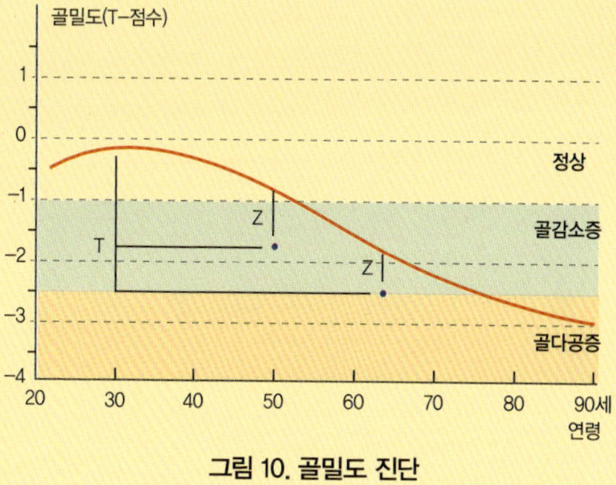

그림 10. 골밀도 진단

06

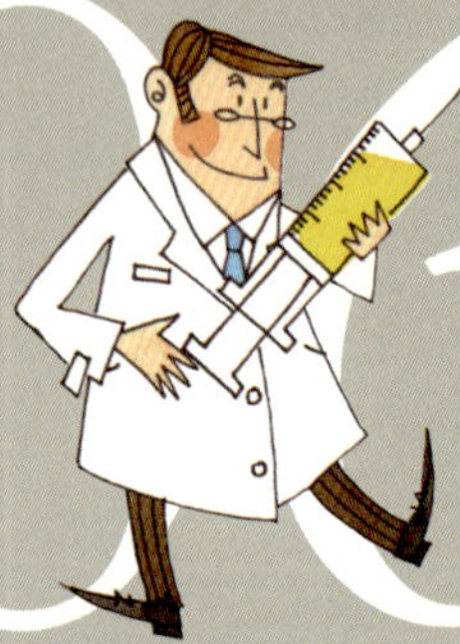

골다공증이 있으면 모두 뼈가 부러지나?

골밀도가 낮으면 당연히 골절 위험이 증가하는 것으로 잘 알려져 있다.
척추, 손목, 고관절 부위가 대표적인 골절 부위이다.
그러나 골다공증이 있다고 모든 뼈가 다 잘 부러지는 것은 아니다.

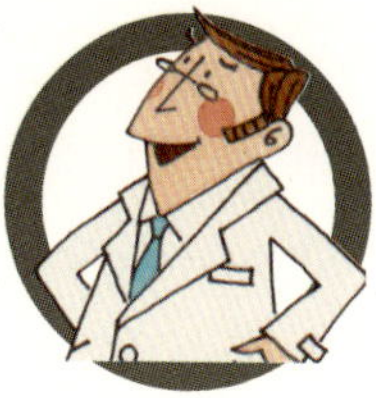

골다공증과 골절, 골밀도

골절은 앞에서 언급한 바와 같이 다양한 위험 요인이 작용하여 발생한다. 즉 나이, 체중, 과거 골절 경험, 약물이나 질환, 생활습관 등이 그것이다. 여기에 더해서 골밀도가 낮으면 당연히 골절 위험이 증가하며, 실제로 검사를 통해 가장 정량적으로 평가가 가능한 것이 골밀도이다.

역학 연구에 따르면, 'T-점수'가 낮으면 낮을수록 이에 비례하여 골절 위험이 증가하는데, -1.0 내려가면 골절 위험은 2배 증가한다고 한다. 하지만 골다공증이 있다고 모두 뼈가 부러지는 것은 아니고, 정상 혹은 골감소증 범위의 골밀도를 가진 사람들에 비해 그 확률이 높다는 뜻이다.

그러나 실제로 50세 이상에서는 정상, 골감소증, 골다공증 환자의 비율이 약 30:40:30쯤 되기 때문에, 실제 골절 환자들을 보면 골감소증 범위의 골밀도를 지닌 사람에서 발생하는 골절 건수가 골다공증 환자에서 생기는 수보다 더 많다고 한다. 이는 골감소증 범위의 골밀도를 지닌 사람의 전체 수가 골다공증 환자의 수보다 많기 때문에 나오는 현상이고, 따라서 골밀도와 상관없이 골절은 누구에게나 올 수 있음을 의미한다.

대표적인 골절 부위

골다공증이 있다고 모든 뼈가 다 잘 부러지는 것은 아니며, 척추와 손목, 고관절 부위가 대표적인 골절 부위이다.

손목 골절은 넘어지면서 손을 먼저 짚을 때 발생하는데, 대개 50대부터 증가하고 60대 초반에 가장 많이 발생한다.

이에 비해 고관절 골절은 60대 후반부터 증가하여 70~80대에 가장 많이 발생하는데, 일단 고관절 골절이 발생하면 잘 걷지 못하고 와병 상태가 된다. 이 연령층의 환자들은 대개 당뇨병, 심혈관 질환 등 다른 전신 질환을 동반하고 있는 경우가 많아, 적절한 치료가 이루어지지 못할 경우 생명이 위험할 수도 있다.

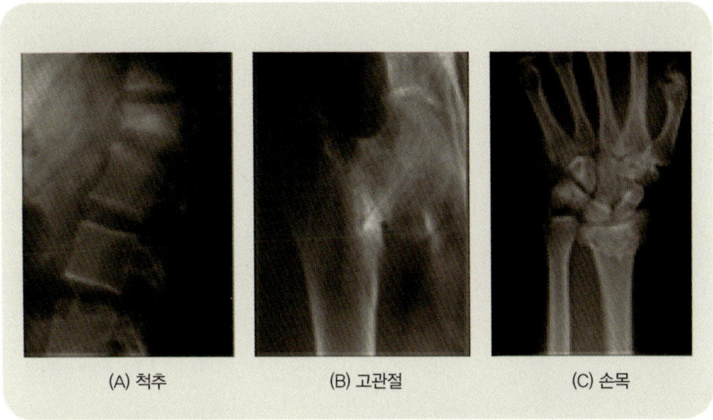

그림 11. 대표적인 골절 부위

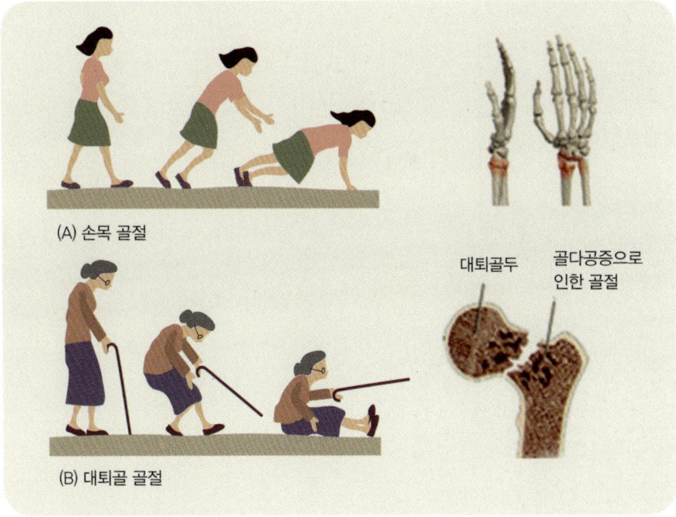

그림 12. 골다공증성 골절

07

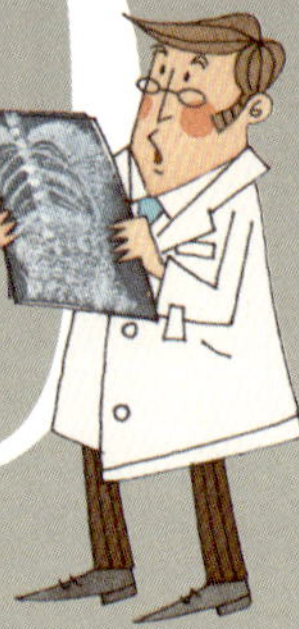

골다공증 약에는 어떤 것들이 있나?

골다공증 약으로는 뼈가 녹는 것을 강력히 억제하여 골밀도 증가와 골절 예방이 가능한 비스포스포네이트 계열의 약이 일차적으로 처방되며, 이 외에도 SERM 계열의 약 혹은 부갑상선호르몬을 사용할 수 있다.

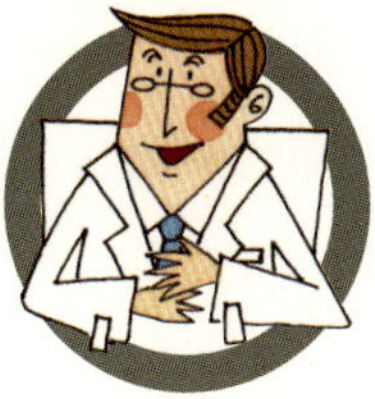

비스포스포네이트 계열

골다공증 약으로는 비스포스포네이트 계열의 약이 일차적으로 처방된다. 이 계통의 약은 경구로 복용하거나 정맥주사로 맞을 수 있는데, 경구로는 매일, 1주일에 한 번 혹은 1개월에 한 번 복용하고, 주사로는 3개월에 한 번 혹은 1년에 한 번 정맥주사를 맞게 된다.

비스포스포네이트 계열의 약들은 뼈가 녹는 것을 강력히 억제하여 골밀도 증가와 골절 예방을 가져올 수 있다.

부작용으로는 처음 복용 혹은 주사 시에 고열과 근육통 등 독감과 유사한 증상이 나타날 수 있는데, 이런 증상은 2회째 이후에는 점차 감소하게 된다.

장기간 투여할 때 나타나는 부작용으로는 3~5년 이상 장기 투여한 후 발치 등 치과 치료를 할 경우 잇몸 부위가 아물지 않고 심하면 턱뼈가 괴사되는 경우가 있는데, 이러한 이유로 임플란트 등 치과 치료 전에는 3개월 정도 투약 중단을 고려하기도 한다.

SERM 계열

SERM 계열의 약은 여성호르몬과 유사한 구조이지만 여성호르몬과는 달리 유방암이나 자궁내막 증식을 억제할 수 있다.

골밀도 증가나 골절 예방 효과는 다른 약제에 비해 강력하지는 않으며 정맥혈전증 등의 부작용 가능성도 있으나, 비교적 장기간 안전성이 우수하다.

부갑상선호르몬 제제

비스포스포네이트나 SERM 계열의 약들이 뼈가 더 이상 녹지 않게 하는 작용을 하는 데 반해, 새로운 뼈를 만들어 주는 약도 있는데 부갑상선호르몬 제제가 그것이다.

이 약제는 주사제로서 당뇨병 환자가 맞는 인슐린 주사와 비슷하게 생긴 볼펜 같은 모양을 하고 있으며, 배에 매일 한 번

씩 피하주사를 하게 되어 있다.

그러나 골다공증 처방에는 어느 경우에 어떠한 약을 처방해야 한다는 규칙이 있는 것은 아니며, 각 환자가 가지고 있는 다양한 위험 인자, 동반 질환, 동반 약물과 검사 결과 등을 종합적으로 고려하여 적당한 약제를 선택해야 한다.

표 1. 골다공증 약제

	투여 경로	치료 약제	투여 간격	용량	투여 방법	장단점
비스포스포네이트	주사제	졸레드로네이트	1회/1년	5mg/1년	15분 이상 정맥주사	속쓰림 등의 위장 증상과 합병증을 줄일 수 있고, 1회 주사이므로 간편함. 근육통 등의 부작용 가능성이 있음.
		아반드로네이트	1회/3개월	3mg/3개월	15~30초간 정맥주사	
	경구용	아반드로네이트	1회/1개월	150mg/1개월	아침 공복 시 150mL 이상의 충분한 물과 함께 복용 후 약 1시간 동안 공복을 유지하면서 눕지 않도록 함.	근육통 등의 부작용이 적음. 복용 방법이 다소 번거롭고 속쓰림이 나타날 수 있음.
		알렌드로네이트	1회/1주일	70mg/1주일		
		리제드로네이트	1회/1주일	35mg/1주일		
		알렌드로네이트	1회/1일	10mg/1주일		
		리제드로네이트	1회/1일	5mg/1주일		
부갑상선 호르몬	주사제	테리파라타이드	1회/1일	20ug/일	복부, 허벅지에 피하주사	고가, 1년 이내 투여
SERM	경구용	랄록시펜	1회/1일	60mg/일	식후 30분	
		바제독시펜	1회/1일	60mg/일	식후 30분	

Hospital Memo

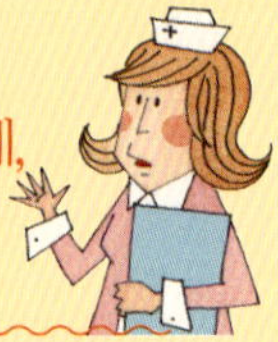

골다공증은 약을 먹어도 현상 유지만 된다던데, 한번 먹으면 평생 먹어야 하나?

골다공증 진단을 받으면 약을 복용해도 현상 유지만 될 뿐, 좋아질 수는 없다고 잘못 알려져 있었다. 그러나 최근 개발된 약제들은 다수의 환자들에 대해 임상 시험을 거친 후 출시되어 그 효과와 안정성이 입증되어 있다.

골다공증 약제의 효과는 골밀도를 증가시키고 궁극적으로 골절을 예방하는 것이 중요한데, 이 둘 중에는 골절 예방 효과가 더 중요하여 일부 약제는 골밀도 증가는 미미하더라도 실제로 골절 예방 효과는 뚜렷한 경우도 있다.

약제를 얼마 동안 복용해야 하는지에 대해서는 아직 논란이 있다. 일부에서는 고혈압이나 고지혈증 약처럼 평생 복용을 권하기도 하고, 다른 일부에서는 어느 정도 투약한 후에는 중단을 권하기도 한다. 분명한 것은 약을 중단할 경우에는 골밀도를 비롯한 객관적인 지표를 통해 골절 위험이 충분히 줄어들었다는 것을 입증한 후에 중단해야 한다는 점이다.

국내에서는 이 외에도 건강보험 급여의 조건을 충족해야 한다는 또 다른 이유로 투여기간이 결정되기도 한다.

골다공증 예방 Tip

❶ 위험 인자를 인지하고 술이나 담배, 카페인 섭취 등 좋지 않은 생활 습관을 고친다.

❷ 칼슘과 비타민 D를 충분히 섭취한다.

❸ 매일 적절한 운동을 한다.

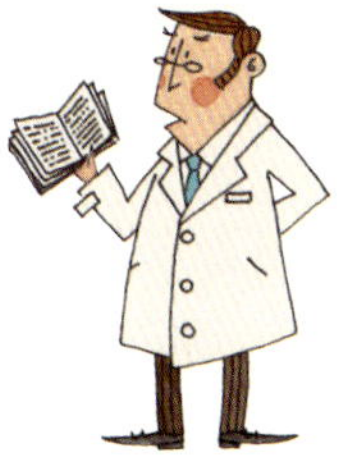

08

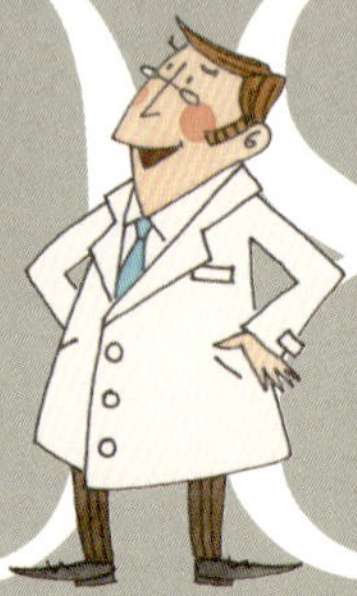

골다공증 주사가 턱뼈 괴사를 일으키나?

골다공증에서 뼈를 녹이는 세포를 억제해 뼈흡수를 예방하고 강화하는 데 널리 쓰이고 있는 대표적인 약물인 비스포스포네이트가 턱뼈 괴사 등을 일으킨다는 부작용 사례가 드물지 않게 보고되고 있다. 골다공증 주사의 효과와 함께 그 부작용에 대하여 알아본다.

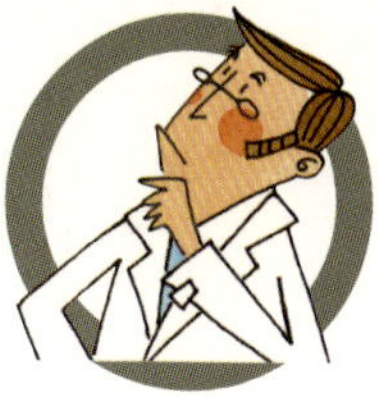

골다공증 치료제의 원리와 부작용

골다공증 치료제 중 대표적인 약제인 비스포스포네이트 계열 약물은 체내에 들어가면 뼈 표면에 들러붙어서 효과를 나타낸다. 즉 뼈를 녹이는 세포인 파골세포가 뼈를 녹이기 위해 뼈에 붙으면 표면에 있던 약이 세포 내로 침투하여 세포가 사멸되게 하는 것이다. 이런 강력한 기능으로 뼈의 흡수(녹아나는 현상)는 억제가 되고 시간이 지나면서 골밀도를 회복하게 되는 것이다.

문제는 이렇게 뼈 표면에 들러붙은 약이 시간이 지나도 오랫동안 남아 있다는 점이다. 이로 인해 약을 매일 안 먹어도 되는 장점이 있기는 하지만, 장기간 지속적으로 약을 투여하면 뼈의 정상적인 재생 과정도 억제되어 발치, 잇몸 질환, 충치, 임플란트 시술 등으로 턱뼈가 노출될 경우 상처 부위가 쉽게 아물지 않고 염증이 생겨 심하면 턱뼈의 괴사까지 이어질 수 있다. 이러한 부작용은 골흡수 억제 효과가 더 강력한 주사제에서 그 가능성이 더 높기는 하지만 경구 비스포스포네이트의 경우에도 나타날 수 있다.

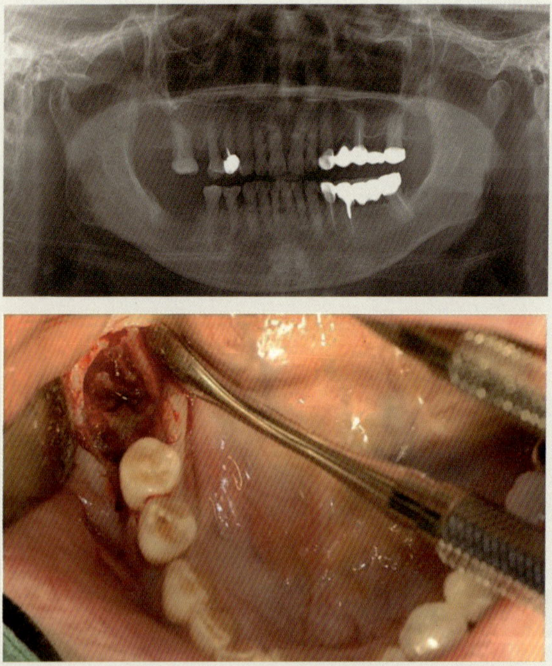

그림 13. 악골 괴사(사진 제공: 서울대학교 치의학대학원 황순정 교수)

부작용에 대한 지침

턱뼈 괴사가 예상되는 부작용의 하나인 점은 맞지만 그 발생률은 0.001%(국내에서는 0.04%) 이하로 매우 낮으며, 비스포스포네이트는 이런 위험보다는 심각한 골절을 예방하는 장점이 훨씬 더 크다.

현재의 지침은 비스포스포네이트 성분의 골다공증 약을 4년 이상 복용하거나 주사 처방을 받은 사람은 치과 치료 최소 2개월 전에 약을 끊거나 다른 성분의 골다공증 약으로 바꾸기를 권장하고 있다.

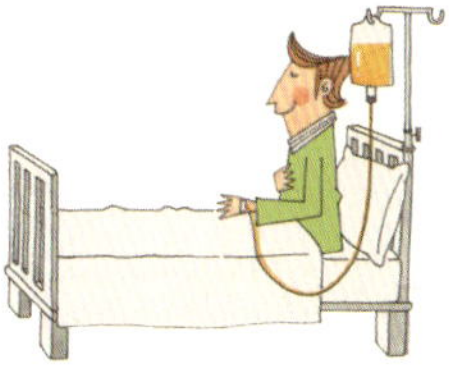

09

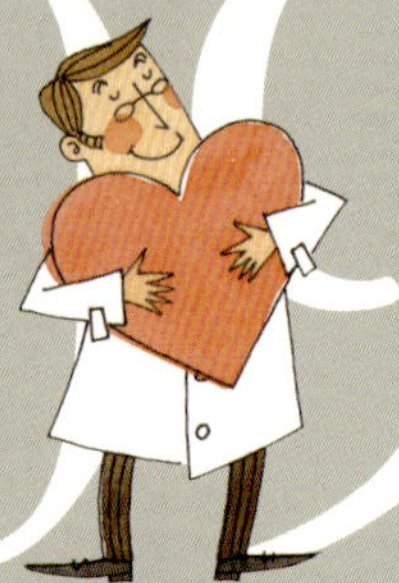

칼슘과 비타민 D는 꼭 먹어야 하나?

칼슘과 비타민 D는 항상 골다공증 약제와 함께 투여하는 것이 원칙이다.
음식을 통한 섭취가 부족한 우리나라에서는 칼슘, 비타민 D 복용이 특히 중요하다.

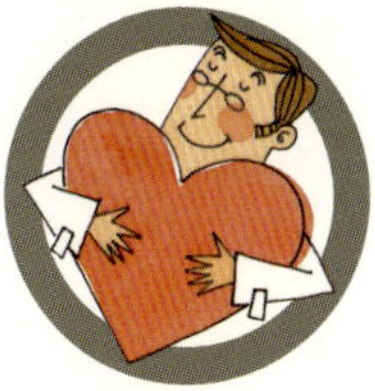

칼슘과 비타민 D의 역할

칼슘은 뼈를 구성하는 가장 중요한 무기질이며, 뼈 이외에도 여러 장기에서 매우 중요한 역할을 한다. 또한 비타민 D는 장으로부터 칼슘 흡수를 촉진시키는 역할을 하는 호르몬이다. 따라서 칼슘과 비타민 D는 골다공증 약제를 투여할 때 항상 함께 투여하는 것이 원칙이다.

비타민 D나 칼슘 결핍 상태인 노인들을 대상으로 한 연구에서는 칼슘과 비타민 D만 투여해도 골절을 예방할 수 있다고 밝히고 있다.

한국인은 음식을 통한 칼슘 섭취량이 470mg에 불과하여 서구인에 비해 반 정도이며, 비타민 D 부족증의 유병률도 전 세계에서 가장 높은 국가 중 하나이다. 또한 칼슘 섭취량이 적은 경우 그에 비례하여 골밀도가 낮음이 보고된 바 있다. 따라서 우리나라에서 칼슘과 비타민 D의 섭취가 뼈 건강 유지에 필수적인 요소임은 두말할 나위가 없다.

최근 칼슘 보충제 복용이 심혈관계 질환의 위험을 증가시킨다는 보고가 있어 많은 환자들이 걱정을 하고 있다. 그러나 이러한 연구는 우리나라보다 칼슘 섭취가 2배에 이르는 뉴질랜드나 미국에서 발표된 연구로서, 칼슘과 비타민 D 부족증이 심각한 한국인에서도 같은 결과가 초래될지에 대해서는 뚜렷한 증거가 없다.

칼슘과 비타민 D 권장량

한국영양학회에서는 50세 이상의 성인에서 하루 700mg의 칼슘 섭취를 권장하고 있으나, 대한골대사학회와 미국 골다공증 재단에서는 50세 이상의 여성 및 71세 이상의 남성에게 하루 1,200mg의 칼슘을 권장하고 있다.

비타민 D는 장에서 칼슘과 인의 흡수를 돕고, 무기질화에 관여하여 골밀도를 증가시키며, 신경근육 조절로 골절을 감소시키고 면역에도 도움을 준다. 50세 이상의 성인에서 현재 하루 800IU(20ug)의 섭취를 권장하고 있다.

비타민 D는 햇빛의 자외선에 의해 피부에서 생성되며 음식으로부터도 섭취할 수 있으나, 비타민 D가 함유된 식품은 많지 않아 비타민 D 보충제를 복용하는 것이 좋다.

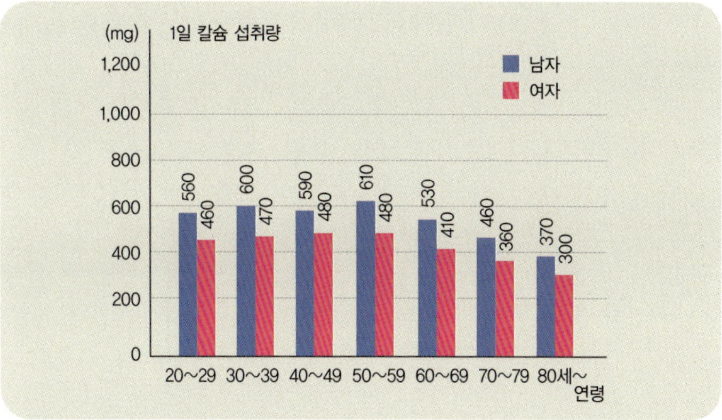

그림 14. 연령별 1일 칼슘 섭취량(한국인)

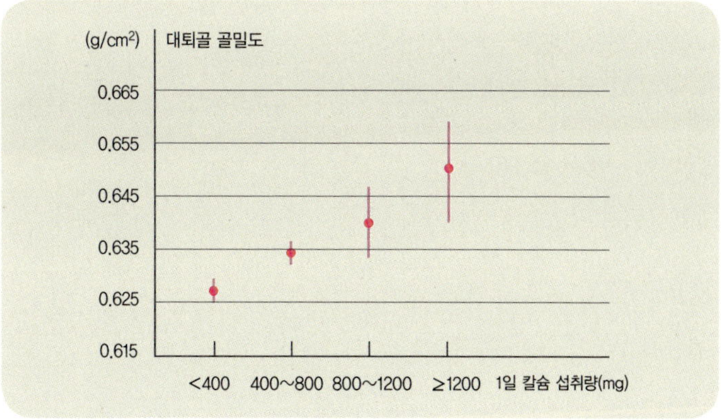

그림 15. 칼슘 섭취량별 대퇴골 골밀도(한국인 여자)

10

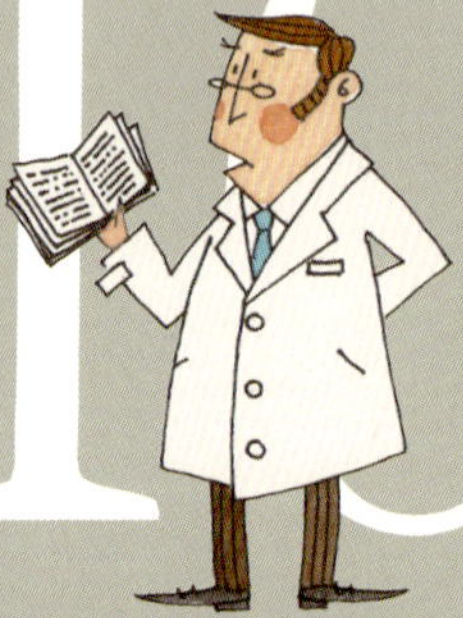

여성호르몬이 골다공증에 효과가 있나?

여성호르몬제를 투여하면 척추 및 고관절 골절 예방에 효과가 있다고 알려져 있다. 그러나 유방암 및 심혈관계 질환의 위험이 오히려 증가하였다는 것이 밝혀지면서 현재 여성호르몬제는 골다공증의 일차 치료제로 사용되지 않고 있다.

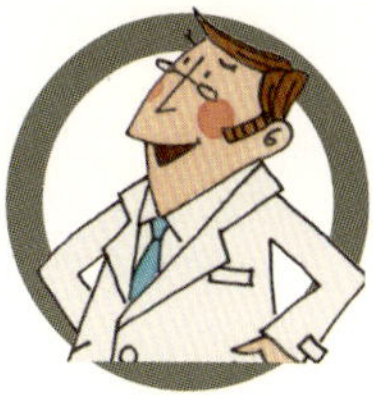

여성호르몬의 역할

여성호르몬은 난소에서 분비되는 호르몬으로 에스트로겐과 프로게스테론이 있다. 초경 이후 폐경 전까지 생리 주기에 따라 두 호르몬의 분비량이 변화하며 월경을 하게 된다. 그러나 폐경기 이후에는 이러한 여성호르몬의 분비가 감소하고 그 결과 다양한 몸의 변화가 나타난다.

단기간에 나타나는 결과로는 식은땀이 나고 얼굴이 화끈거리는 증상과 불면증, 생식기 건조증 등 갱년기 증후군이 나타나며, 장기적으로는 골다공증, 동맥경화증 등이 초래된다. 갱년기 증후군의 경우 증상의 정도는 개인차가 있는데, 증상이 심한 경우 여성호르몬제를 복용하면 도움이 된다.

여성호르몬과 골다공증

여성호르몬을 투여하면 골밀도가 개선된다는 것은 잘 알려져 있다. 그러나 실제로 골절 발생을 예방시키는지에 대해서는 사실 뚜렷한 근거가 없이 골다공증 치료제로 사용되어 왔는데, 실제로 그 효과가 대규모 연구를 통해 입증된 것은 불과 10여 년 전이다.

이 연구에 따르면, 여성호르몬제를 투여하면 척추 및 고관절(엉덩이뼈) 골절을 의미 있게 감소시켰다고 한다. 즉 골다공증에 대한 효과가 확실히 입증된 것이다.

그러나 문제는 이 연구에서 유방암 및 심혈관계 질환의 위험이 오히려 증가하였다는 것이 밝혀진 것이다. 따라서 현재 여성호르몬제는 골다공증의 일차 치료제로 사용되지 않고 있는 실정이다.

진료실에서 골다공증 치료를 위해 여성호르몬을 권유하면 많은 환자들이 이러한 부작용에 대한 우려로 꺼리는 경우가 많다. 그러나 폐경 직후에 골다공증이 발견되었고 갱년기 증후군 증상이 동반된 경우라면 단기간 사용하는 것을 주저할 이유는 없다. 물론 유방 X선 등 사전 검사는 필수이다.

Hospital Memo

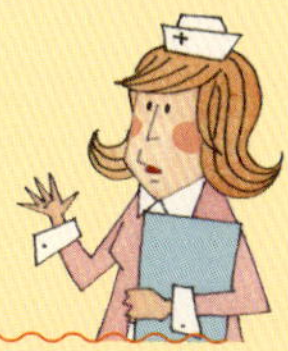

선택적 에스트로겐 수용체 조절제란?

선택적 에스트로겐 수용체 조절제는 몸속에 들어가면 장기(臟器)에 따라서 에스트로겐과 비슷한 작용을 하거나 반대 작용을 하는 약물이다.

여성호르몬, 즉 에스트로겐이 골절 위험을 낮추고 골밀도를 증가시키는 등 뼈 건강에 도움이 된다는 것은 잘 알려져 있지만, 유방암이나 자궁내막암의 위험이 증가함이 보고된 바 있다.

골다공증 치료제로 개발된 선택적 에스트로겐 수용체 조절제는 뼈에서는 에스트로겐과 같이 골밀도를 증가시키지만, 유방과 자궁에서는 에스트로겐의 반대 역할을 하기 때문에 유방암 발생을 오히려 줄여 주고 자궁내막이 두꺼워지는 것도 막는 역할을 한다. 따라서 유방암의 위험이 높거나 이에 대한 우려가 있는 환자에게 투여할 수 있다.

하지만 이 약제는 뇌에서도 여성호르몬의 반대 역할을 하기 때문에 얼굴이 달아오르는 등의 갱년기 증상은 오히려 악화될 수도 있어 폐경 직후 갱년기 증상이 심할 때에는 복용하기 어려울 수 있다.

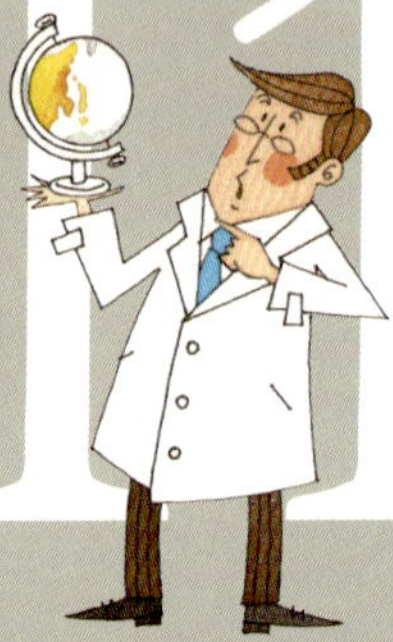

11

골다공증에 좋은 음식은?

골다공증에 좋다고 알려진 음식은 대개 칼슘과 비타민 D가 많이 포함된 것들이다. 칼슘의 가장 좋은 공급원은 유제품이다. 비타민 D는 간유 및 생선류에 비교적 많이 함유되어 있지만, 음식보다는 햇볕을 쪼여서 몸에서 만들어 내게 하는 것이 훨씬 효율적이다.

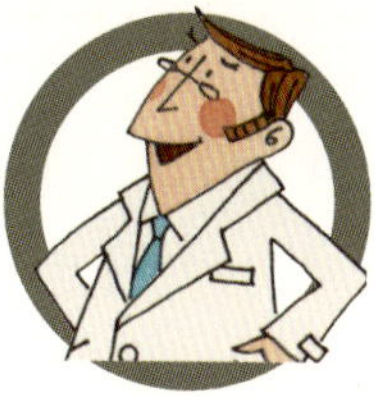

골다공증에 좋은 칼슘과 비타민 D

골다공증에 좋다고 알려진 음식은 대개 칼슘과 비타민 D가 많이 포함된 것들이다.

칼슘

칼슘이 많은 음식은 우유, 치즈, 요구르트 등 유제품이 대표적인 반면, 우리나라 국민의 주식에는 칼슘 함량이 별로 많지 않다. 그중에서는 멸치, 뱅어포, 해조류 등이 상대적으로 많은 편이고, 채소류에는 고춧잎, 무청 등에 비교적 많이 포함되어 있다.

칼슘의 가장 좋은 공급원은 바로 우유인데, 우유 1mL에는 칼슘이 1mg 정도 들어 있다. 따라서 200mL 분량의 우유 한 팩을 마시면 열량은 90kcal밖에 되지 않는 반면, 하루 필요한 칼슘의 30%를 충족시킬 수 있다. 요구르트 100g에는 칼슘이 약 120mg, 치즈 한 장에도 약 120mg이 포함되어 있다.

한국인 중에는 우유와 같은 유제품 섭취 시 설사 등 소화 장애를 호소하는 경우가 많은데, 이는 유당 분해효소가 결핍되어 있기 때문이다. 이런 경우 오렌지 주스가 좋은 대안이 되며, 오렌지 주스에도 250mL에 약 300mg의 칼슘이 함유되어 있고 흡수율 또한 우수한다고 알려져 있다.

비타민 D

비타민 D가 함유된 음식은 칼슘이 함유된 음식보다 더 찾기 어려운데, 한국인이 잘 먹지 않는 간유에 다량 함유되어 있으며, 이보다는 훨씬 적지만 연어, 고등어, 정어리 등 생선류에 비교적 풍부하게 함유되어 있다.

그러나 비타민 D는 음식보다는 피부에 햇볕을 쪼여서 몸에서 만들어 내게 하는 것이 훨씬 효율적이다. 오전 10시에서 오후 2시 사이에 얼굴과 팔, 손 부위에 하루에 15~30분 정도씩만 햇볕을 쪼이면 뼈 건강에 필요한 충분한 비타민 D가 만들어진다.

표 2. 칼슘 함유 식품 및 함유량

식품군	식품명	식품량	함유량 (mg)
우유 및 유제품 	우유	1컵	224
	요플레	1개	156
	치즈	1장	123
어류 및 해조류, 두류 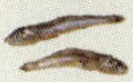	뱅어포	1장	158
	잔멸치	2큰술	90
	물미역	2/3컵 (생)	107
	두부	1/5모	145
육류 	계란	1개	20
	쇠고기	탁구공 크기 1개	4
곡류 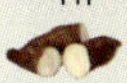	밥	1공기	21
	고구마	중1개	30
채소류 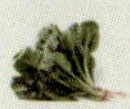	달래	생것 1/3 컵 또는 익힌 것 1/3컵	118
	근대		53
	시금치		29
	고춧잎	생것 1/2 컵 또는 익힌 것 1/3컵	182
	무청		115
	냉이		58
	배추김치	9쪽	32
과일류 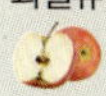	귤	1개	89
	사과	중1개	26
견과류 및 종실류 	아몬드	20개	60
	땅콩	20개	50
	깨소금	1/2큰술	49

출처 : 대한골대사학회, 『진단 및 치료지침 2011』 참고.

표 3. 비타민 D 함유 식품 및 함유량

	식품	함유량 (IU)
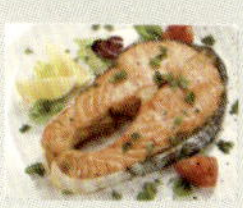	대구간유 1 테이블스푼(1테이블스푼 15mL)	1,360
	연어, 조리한 것 100g	360
	고등어, 조리한 것 100g	345
	정어리, 기름 넣고 통조림한 것 100g	270
	뱀장어, 조리한 것 100g	200
	달걀 1개(노른자위)	25
	버섯 100g	20

12

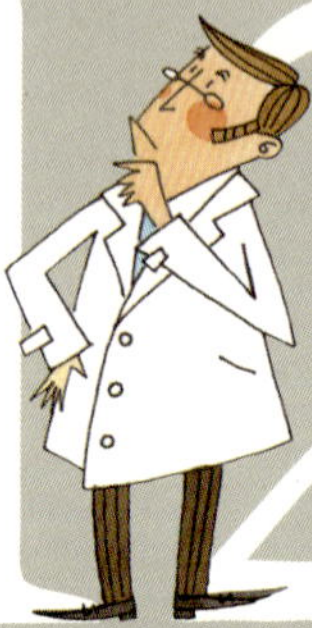

어떤 운동이 골다공증에 도움이 되나?

운동은 지속적으로 하는 것이 중요하다. 적절한 운동은 골량을 최대화하는 데 도움이 되며, 나이가 들어서도 뼈의 소실을 줄여 골다공증 발생을 예방할 수 있다.

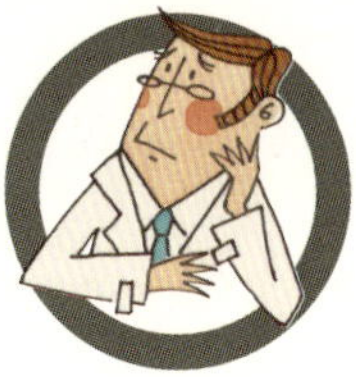

골다공증과 운동

어느 연령이건 건강한 뼈를 유지하기 위한 운동은 필수적이다. 어린 시절이나 청년기에 적절한 운동을 하면 30~35세경 도달하는 골량을 최대화하는 데 도움이 되며, 중·장년기까지 운동을 지속한다면 뼈의 소실을 줄여서 골다공증 발생을 예방할 수 있다.

이미 골다공증으로 진단받았더라도 늦은 것은 아니다. 골다공증이 있는 환자들이 운동을 하면 뼈를 다칠 위험이 커진다고 걱정을 하지만 사실은 정반대이다. 규칙적이고 적절한 운동은 뼈와 근육을 튼튼하게 만들어 몸의 균형감과 유연성을 향상시키고, 결과적으로 낙상 및 낙상에 의한 골절을 예방할 수 있다.

골다공증에 좋은 운동

규칙적이고 적절한 운동은 골밀도를 높여 주어 뼈를 튼튼하게 하고 근력이 강화되며 균형 감각에도 도움이 된다. 강도 낮은 체중부하 운동인 빨리 걷기, 제자리 달리기 등과, 근력 향상을 위해 앉거나 선 자세 혹은 엎드린 상태에서 어느 정도 중량이 있는 기구를 드는 운동이 도움이 된다.

그러나 무엇보다 지속적으로 운동을 하는 것이 중요하다.

1. 강도 낮은 체중부하 운동

빨리 걷기, 제자리 달리기, 깊은 물에서 걷기, 트레드밀에서 걷기, 저강도 에어로빅, 계단밟기 기구 운동

2. 비체중부하 운동

스트레칭, 유연성 운동(단, 몸을 앞으로 굽히는 운동은 피한다.)

3. 척추 주변부 근육 강화 운동

① 누워서 양팔 머리 위로 뻗기

② 누워서 무릎 들고 손으로 누르기(복부근력 강화)

③ 엎드려서 고개 들기(허리근육 강화)

④ 의자에 앉아서 심호흡하며 가슴 펴기

⑤ 엎드려서 다리 위로 올리기와 어깨 펴고 뒤꿈치 엉덩이에 붙이기

Hospital Memo

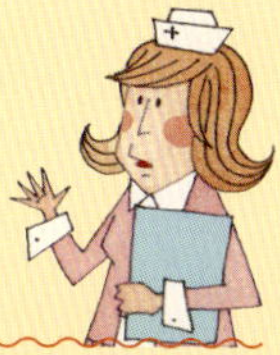

척추 주변부 근육 강화 운동(예시)

❶ 누워서 양팔 머리 위로 뻗기

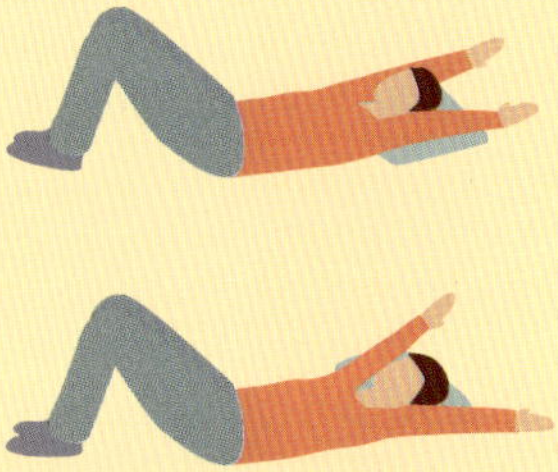

❷ 누워서 무릎 들고 손으로 누르기(복부근력 강화)

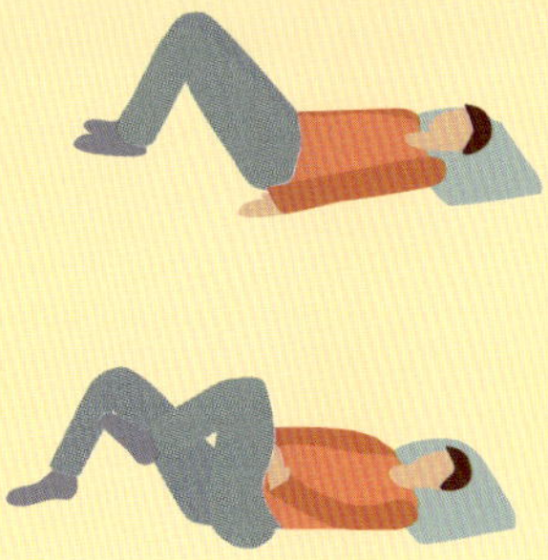

❸ 엎드려서 고개 들기

(허리근육 강화)

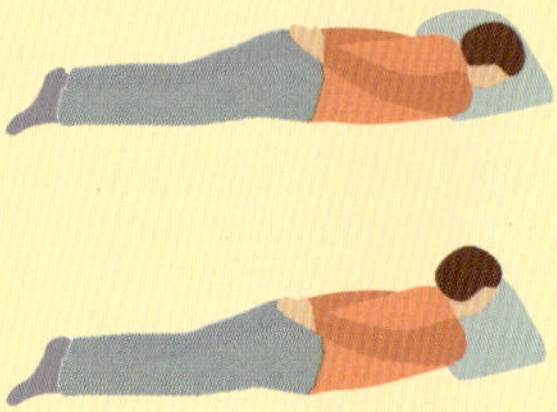

❹ 의자에 앉아서 심호흡하며

가슴 펴기

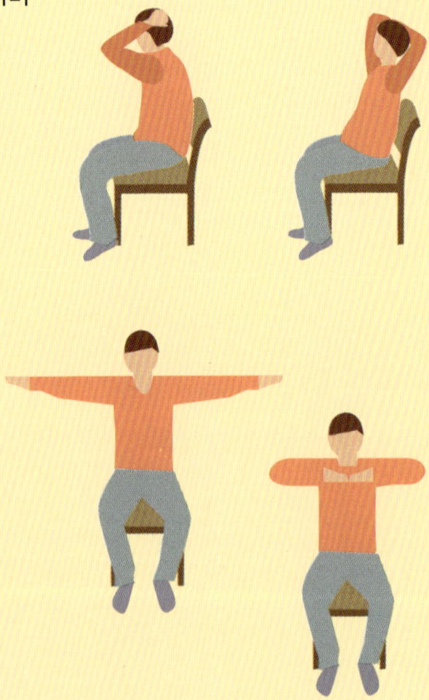

❺ 엎드려서 다리 위로 올리기와 어깨 펴고 뒤꿈치 엉덩이에 붙이기

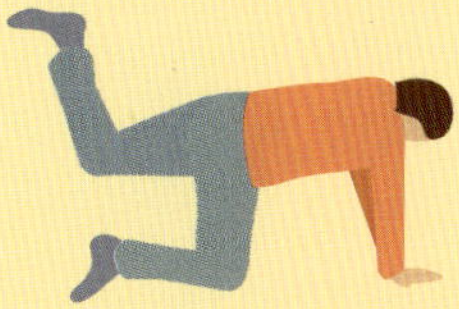

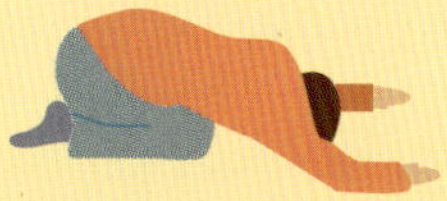

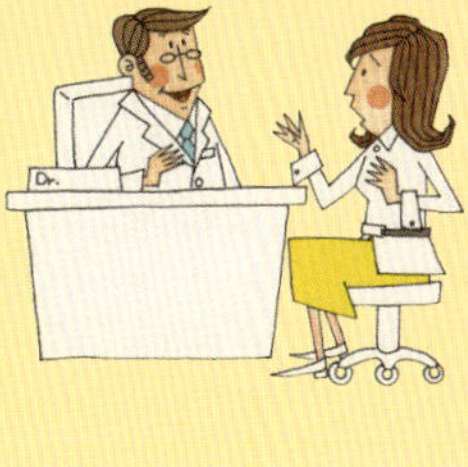

13

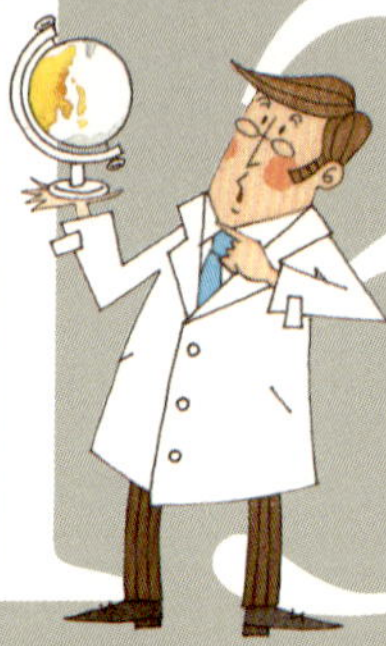

낙상으로 척추뼈가 주저앉았는데 어떻게 해야 하나?

척추 골절로 통증이 심한 경우 주사를 이용해 골절된 척추에 골 시멘트를 주입하는 '경피적 척추성형술'을 시행하거나, 압박골절 부위를 풍선을 이용해서 펴 주고 골 시멘트를 주입하는 '척추후굴 풍선성형술'을 시행할 수 있다.

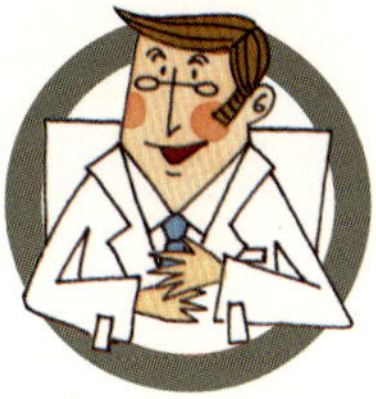

척추압박골절

척추에는 둥근 원기둥 모양의 뼈가 여러 층으로 쌓여 있는데, 골다공증이 심한 경우 척추뼈가 위아래로 납작하게 주저앉게 되며 이를 '압박골절'이라고 한다.

척추압박골절은 대개 뚜렷한 증상을 느끼지 못한다. 역학 연구에 따르면, 단지 30% 정도의 경우에서만 허리 통증 등을 느끼고 나머지 환자들은 증상이 거의 없거나 약간 불편한 정도만 느끼며 골절이라고 느낄 만한 증상은 경험하지 못한다고 한다.

하지만 통증을 느끼는 경우는 그 강도가 매우 심하여 강한 진통제로도 조절이 어려운 경우가 흔하다. 통증 지속시간은 대개 2주 정도이며, 이후 서서히 통증이 가라앉으나 장기간 지속되는 경우도 있다.

척추압박골절의 치료

척추압박골절이 발병하면 허리에 심각한 통증이 발생하기 때문에 일상생활이 어렵게 된다. 또한 찌그러진 척추뼈로 인해서 허리가 점점 앞으로 굽어지는 척추전방전위증이나 몸이 옆으로 휘어지는 척추측만증 같은 변형도 올 수 있다. 또한 척추

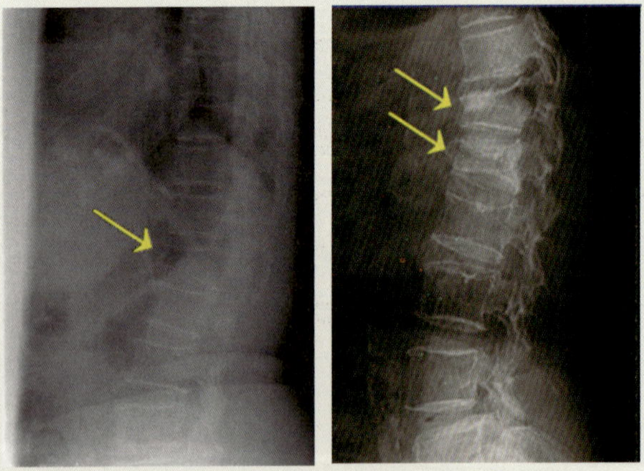

(A) 1마디 골절 (B) 2마디 골절

그림 16. 척추압박골절

압박골절로 인해 키가 점점 줄어들고 허리가 구부러지며 척추뼈가 가슴과 배를 압박해서 심장, 폐 기능 및 소화 기능을 떨어뜨리기도 한다. 따라서 이렇게 악화되기 전에 치료를 해야 한다.

척추압박골절의 치료는 신경이상 증세가 나타나지 않는다면 통증을 완화시키기 위한 약물 치료와 물리 치료, 허리 부위를 지탱해 주는 코르셋 등 보조기 착용을 통한 보존적인 치료를 할 수 있다. 그러나 이미 뼈가 쓸 수 없을 정도로 약해졌다면 수술 치료를 고려해야 한다.

시술요법

통증이 심한 경우 주사를 이용해 골절된 척추에 골 시멘트를 주입하는 '경피적 척추성형술'을 시행하거나, 압박골절 부위를 풍선을 이용해서 펴 주고 골 시멘트를 주입하는 '척추후굴풍선성형술'을 시행할 수도 있다. 이러한 시술을 통해 통증이 빨리 완화되고 보행 능력이 호전될 수 있다.

경피적 척추성형술

경피적 척추성형술은 바늘을 이용하여 부러지거나 손상된 척추체에 골 시멘트를 주입하는 수술로서, 주로 골다공증성 압

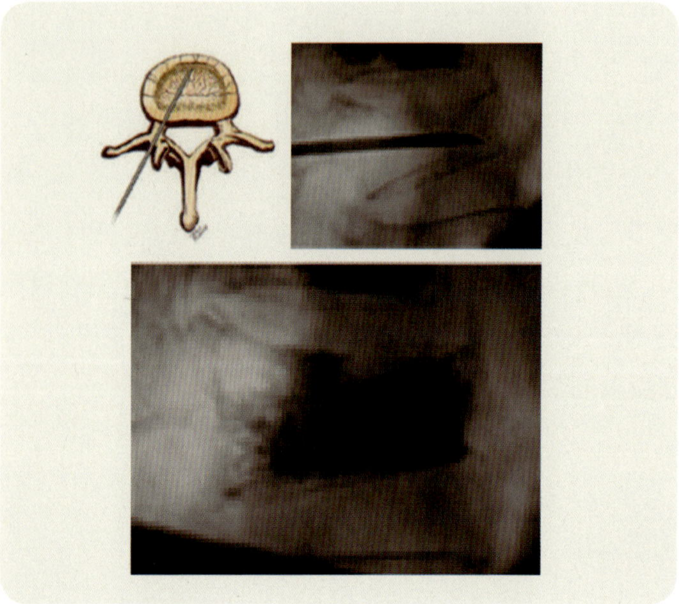

그림 17. 경피적 척추성형술

박골절, 종양에 의한 골절 등의 환자에게 뼈의 안정성을 높여 주고 통증을 감소시키기 위해 실시한다.

경피적 척추후굴 풍선성형술

경피적 척추후굴 풍선성형술은 바늘을 이용하여 부러지거나 손상된 척추체에 풍선을 이용해서 척추를 복원시키고 골 시

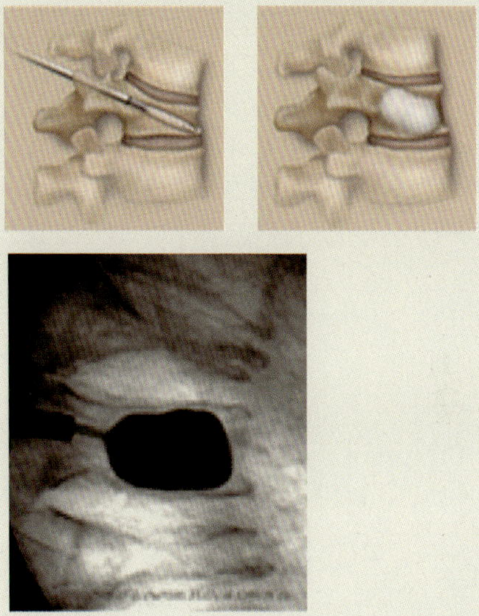

그림 18. 척추후굴 풍선성형술

멘트를 주입하는 수술로서, 주로 골다공증성 압박골절, 종양에 의한 골절 등의 환자에게 뼈의 안정성을 높여 주고 통증을 감소시키기 위해 시행한다.

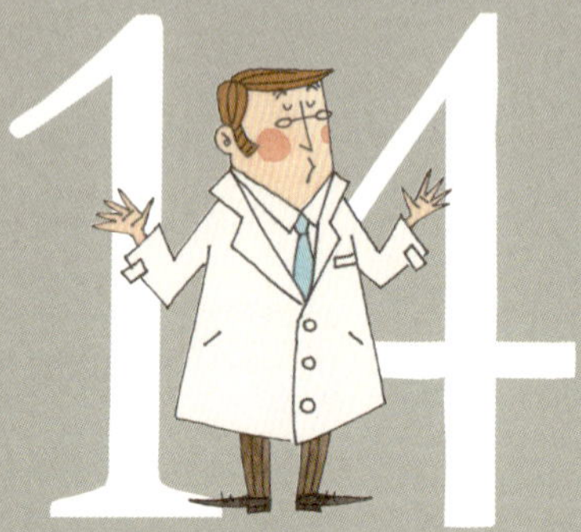

14

아직 20대인데 골다공증이 있다고 한다. 어떻게 해야 하나?

최근 건강검진이 활성화되면서 젊은 여성에서도 골밀도를 촬영하고 그 결과에 대해 고민하는 경우가 많다. 그러나 현재 사용되는 다양한 약제들 대부분은 폐경 후 여성 혹은 노인들을 대상으로 한 임상 연구에서 그 효과가 입증된 것들이다. 따라서 약제에 의존하기보다는 적절한 식사와 운동 그리고 적당한 체중으로 골밀도를 유지하는 것이 좋다.

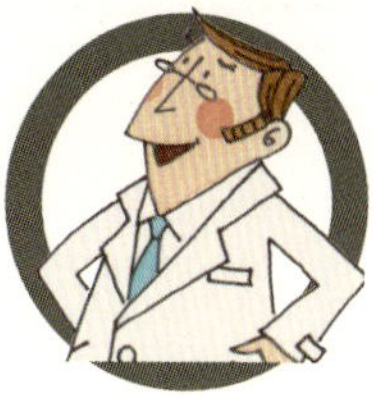

젊은 여성의 골다공증

골다공증이 있는지 알기 위한 골밀도 검사는 앞서 언급한 바와 같이 65세 이후의 여성에서 권장되며, 20대 때에는 검사 자체가 권유되지 않는다. 그러나 최근 건강검진이 활성화되면서 젊은 여성에서도 골밀도를 촬영하고 그 결과에 대해 고민하는 경우를 흔히 보게 된다.

그러나 엄밀히 이야기하면 현재 골다공증의 진단 기준은 폐경 이후 여성 혹은 50세 이후 남성에게 적용되고, 그 전 연령에서는 골밀도 수치만으로 골다공증 유무를 진단하지 않도록 되어 있다. 그 이유는 골다공증의 진단은 골절의 위험이 높은 사람을 찾아내려는 것인데, 젊은 사람들은 골밀도가 낮다고 하더라도 골절의 위험이 크지 않기 때문이다.

또한 골밀도도 같은 연령대의 평균 수치와 비교한 Z-점수를 이용하여 -2.0 미만인 경우 '연령에 비해 골밀도가 낮음' 정도로 진단한다.

그렇다면 젊은 여성에서 골밀도가 낮게 나오는 것은 어떤 경우일까? 일생 중 최대 골량에 도달하는 연령은 대개 30~35세이므로, 이 시기에 골밀도가 낮은 것은 골량이 소실된 결과라기보다는 충분한 골량을 축적하지 못한 결과로 해석되며, 가장 큰 원인은 유전적인 소인으로 볼 수 있다.

또한 골밀도는 체중과 직접적인 상관관계가 있기 때문에 저체중인 경우 골밀도는 대부분 낮게 나타나며, 날씬한 체형 유지를 위해 지나친 다이어트를 하는 경우에도 골다공증 발생의 위험이 높다고 하겠다.

이 외에도 청소년기를 거치며 운동부족이나 칼슘 및 비타민 D, 단백질 등 영양섭취의 부족도 골밀도의 감소를 초래한다고 할 수 있다.

드물게 다른 질환이나 약제 복용으로 인한 2차성 골다공증일 가능성도 있으니, 심한 골밀도의 감소가 발견될 경우에는 전문의의 진료를 받는 것이 필요하다.

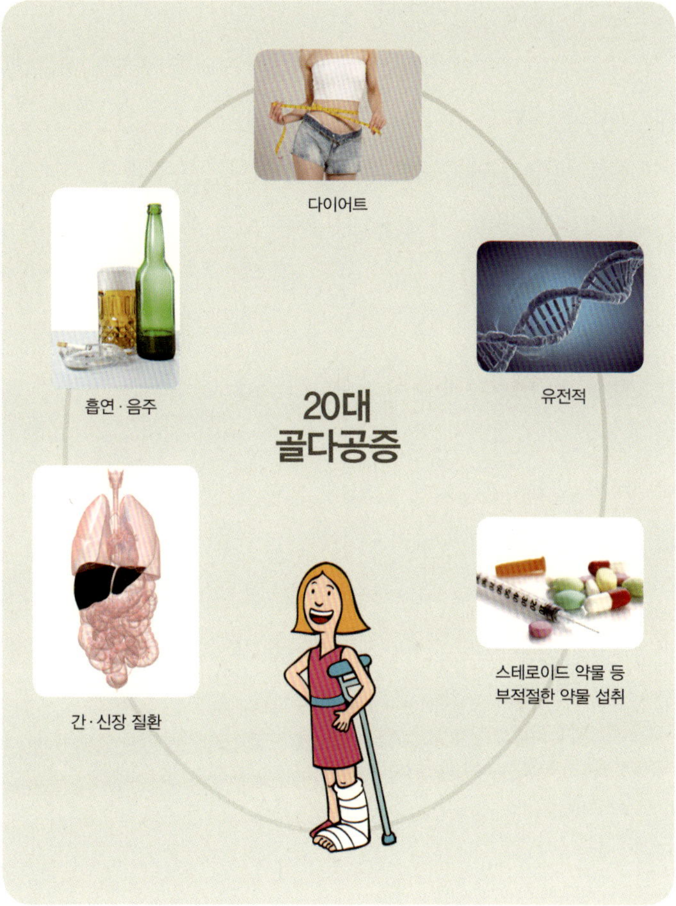

그림 19. 20대 골다공증의 원인

20대 골다공증에 대한 대처

그렇다면 20대에 골밀도가 낮다는 진단을 받으면 어떻게 대처해야 할까?

현재 다양한 약제들이 골다공증의 치료와 예방을 위해 출시되고 있으나, 이들 약제들 대부분은 폐경 후 여성 혹은 70~80대 여성들을 대상으로 한 임상 연구에서 그 효과가 입증된 것들이다.

물론 20대 여성에서 사용할 경우에도 골밀도 수치가 개선될 것으로 기대되지만, 궁극적으로 이 연령대에서 골절을 예방할 수 있는지는 검증되지 않았다. 또한 일부 약제는 임신과 출산을 앞둔 여성에서는 안전성이 확보되지 않은 상태이다.

따라서 골다공증 치료에는 약제에 의존하기보다는 적절한 식사와 운동 그리고 적당한 체중 유지가 필수적이라고 할 수 있다.

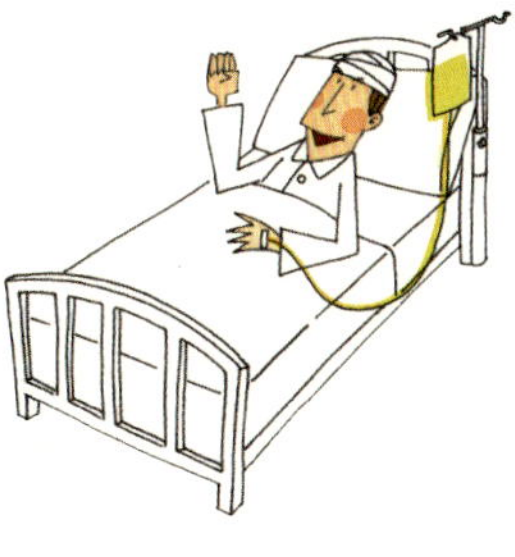

골밀도 검사 결과 골감소증이라고 하는데 안심해도 되나?

골감소증은 골밀도 검사상 T-점수가 -2.5와 -1.0 사이인 경우로, 우리나라 국민건강영양조사에서 2008~2009년 기준 50세 이상 여성에서 골다공증은 35.5%, 골감소증은 46.7%의 빈도를 나타냈다.

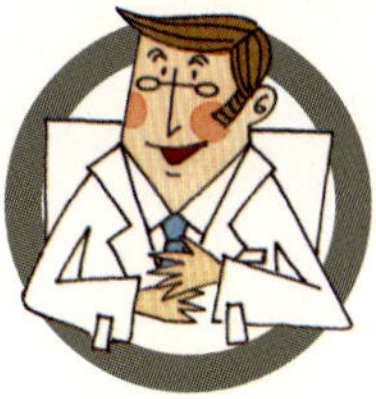

골감소증이란?

골감소증은 골밀도 검사상 T-점수가 -2.5와 -1.0 사이인 경우를 의미한다. 우리나라 국민건강영양조사에 의하면, 2008~2009년 기준 50세 이상 여성에서 골다공증은 35.5%, 골감소증은 46.7%의 빈도를 보였다.

골밀도는 골절의 위험을 수치화해 평가할 수 있는 객관적 수단이지만, 임상적인 골절의 위험 인자를 고려하지 않아 실제 골절률을 정확히 예측할 수는 없다. 골다공증 환자가 골감소증 환자보다 골절 발생 확률은 높지만 골감소증 환자의 수가 훨씬 많기 때문에 실제 골절 건수는 골감소증 환자에서 더 많이 일어난다.

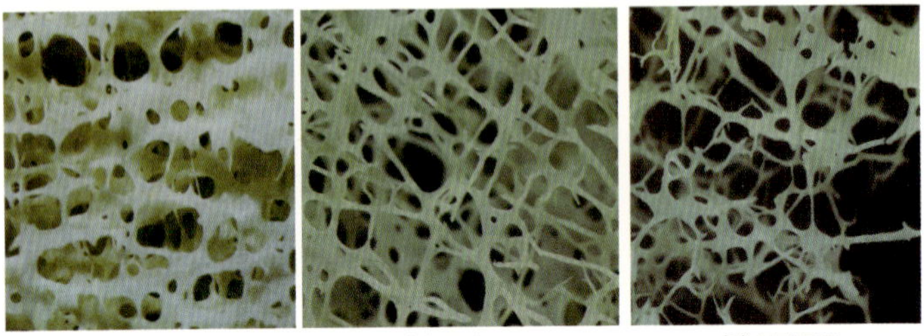

그림 20. 정상과 골감소증, 골다공증 뼈 모양

골감소증 치료

골감소증 역시 치료보다는 예방이 중요하기 때문에, 피부에서의 비타민 D 합성을 위해 적당한 일광욕을 하고, 우유와 치즈 등 유제품을 섭취하며, 이것으로도 부족하면 칼슘 보충제를 더불어 섭취하는 것이 도움이 된다.

금연, 절주 및 카페인 제한이 필요하며, 규칙적인 운동도 골소실 예방에 도움이 된다. 또한 정기적으로 골밀도 추적 검사도 해야 한다.

골절 위험도 평가

골절 위험도 평가를 위해 WHO가 제시한 10년 내 골절 위험도 평가도구(FRAX)를 적용해 볼 수 있다. 골감소증 환자에서 골절 위험도가 높다고 판단되는 경우 척추압박골절 유무를

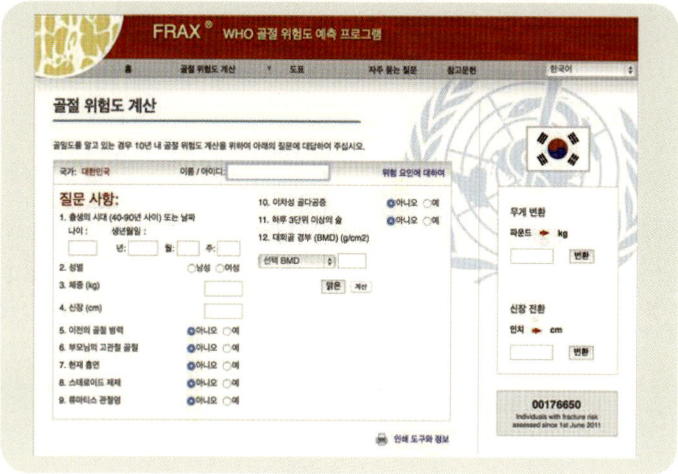

그림 21. FRAX 사이트의 한국인 대상 페이지

확인하기 위해 영상학적 검사를 시행할 수 있다.

또한 FRAX 사이트에는 세계 각국의 역학 자료를 기반으로 한 자신의 골절 가능성을 계산할 수 있도록 되어 있으며, 우리나라 사람들을 위한 페이지도 있다(http://www.shef.ac.uk/FRAX/tool.aspx?country=25, 그림 21).

골감소증 치료 약제

골밀도 검사상 골감소증 결과를 보이는 환자에서 나이와

추가적인 위험 인자를 고려해 골절의 위험이 높은 환자를 감별하는 것이 중요하며, 골절의 위험이 높은 환자에서는 약물 치료를 고려하기도 한다.

현재 사용 가능한 골다공증 치료 약제는 대개 골다공증 환자를 대상으로 연구가 이루어졌기 때문에 골감소증 환자에서도 같은 결과를 기대할 수는 없으며, 이들 환자에서 비용대비 효과도 아직은 평가하기 힘들다.

여성호르몬제의 경우는 폐경 후 여성에서 골다공증성 골절의 예방 효과를 보였으므로 폐경 증상을 보이는 골감소증 환자에서는 골절 예방을 위해 사용할 수 있다. 그러나 비스포스포네이트의 경우 골절 병력이 없는 골감소증 환자에서는 골밀도를 증가시켰으나 골절률을 낮추지는 못했다. SERM 계열인 랄록시펜의 경우 골감소증 환자에서 사용 시 척추압박골절 예방 효과를 보였다.

따라서 골감소증에서 골다공증으로의 이행을 확인하기 위해서는 정기적인 골밀도 추적 검사가 필요하다.

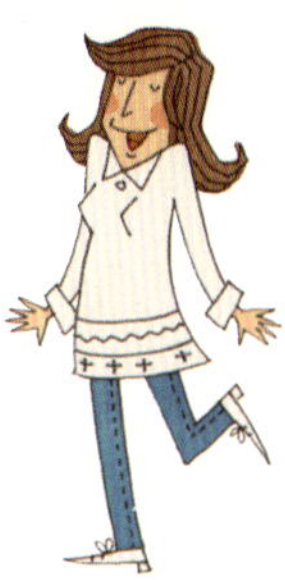

16

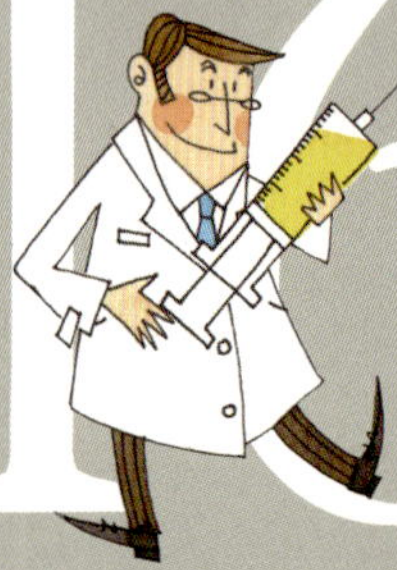

우리나라는 외국에 비해 골다공증이 많은가?

일간지를 비롯한 각종 매체와 인터넷상에 공개된 의학정보 가운데 어떤 질환의 빈도가 우리나라 사람에게 유난히 많다 혹은 적다고 언급한 것이 종종 눈에 띈다. 그렇다면 골다공증의 경우는 어떨까?

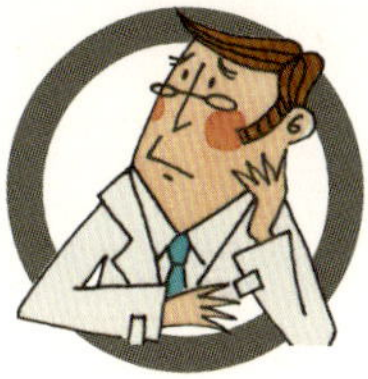

골다공증은 상대평가로 진단

골다공증은 다른 질병과 달리 '상대평가'로 진단한다. 즉 당뇨병 같은 경우는 공복혈당이 126 이상이면 진단하는 '절대평가'인 데 반해, 골다공증의 진단 기준인 T-점수는 '상대평가'라는 뜻이다. 우리나라 젊은 여성의 골밀도 평균보다 2.5×표준편차만큼 낮으면 골다공증으로 진단하는데, 이렇게 하면 50세 이상 여성의 약 30%가 골다공증에 해당된다.

외국에서도 골다공증을 진단할 때는 그 나라 젊은 여성의 평균과 비교한 T-점수를 쓰기 때문에 T-점수 −2.5를 기준으로 하면 약 30%가 이에 해당하게 된다. 즉 비교하는 기준이 다르기 때문에 골다공증의 유병률은 나라에 따라 큰 차이가 없으며, 결론적으로 국가간에 골다공증의 유병률을 비교하는 것은 큰 의미가 없다.

이렇게 된 배경에는 50세 이후 여성의 약 30%가 골절을 경험한다는 것이 역학 조사로 먼저 알려지고 이후 골밀도가 하위 30%에 있으면 골절 발생 위험이 있을 것이라는 가정하에 여기에 해당되는 T-점수를 찾다보니 −2.5라는 수치가 나왔기 때문이다.

인종마다 다른 골밀도 절댓값

골밀도 절댓값은 국가마다 인종마다 차이가 있다. 필자가 조사한 바에 따르면, 한국인의 대퇴골 골밀도는 백인보다 낮으며 중국 및 일본인과 비슷한 정도이다. 하지만 미국인 중에서는 흑인이 가장 골밀도가 높고 히스패닉, 백인 순으로 낮아져서 백인인 것이 미국에서는 골절의 위험 인자이기도 하다(그림 22 참고).

뼈 건강 정도의 국제간 비교에 이용되는 것은 고관절 골절 발생률이다. 척추 골절은 증상이 없는 경우가 많아 발생률을 파악하기 힘든 데 비해, 고관절 골절은 병원을 꼭 가야 하기 때문에 비교적 정확하게 발생률을 알 수 있다.

고관절 골절 발생률은 구미 선진국이 가장 높고 개발도상국이 낮은 특징을 보이며, 2010년 조사에서 우리나라의 발생률

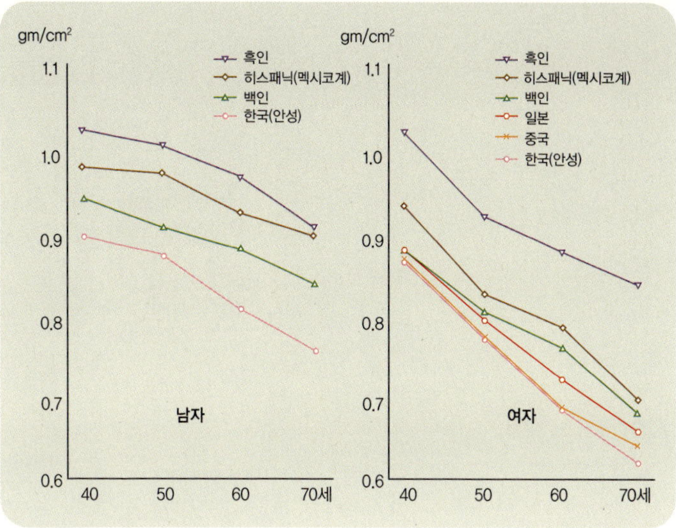

그림 22. 인종에 따른 골밀도

이 서구나 일본, 홍콩보다는 적고 말레이시아와 비슷하며 중국보다 높은 수준으로 나타난 바 있다.

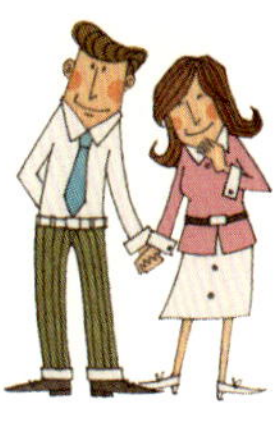

17

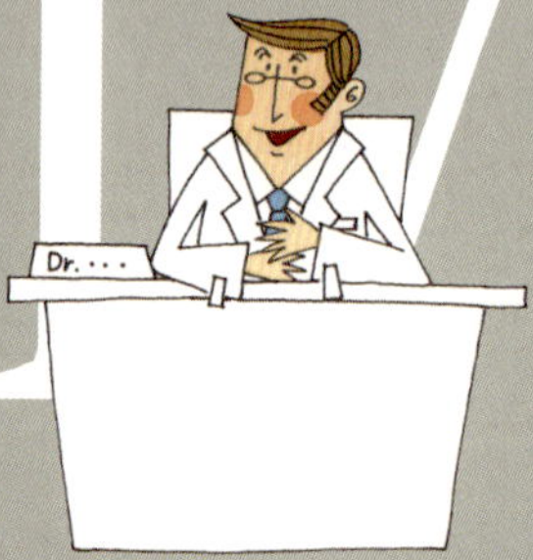

Q&A
골다공증에 대한 궁금증 10가지

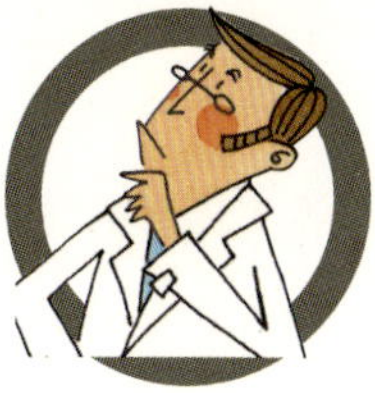

Q 골다공증이 생기면 어떠한 증상이 나타나나?

A 뼈의 특성상 초기에는 특별한 증상이 나타나지 않는다. 골다공증이 진행하여 골절을 겪고 나서야 알게 되는데, 50~70대 여성의 골절은 주로 손목에 가장 먼저 또 자주 발생하고, 70대 환자들의 경우 고관절 및 척추의 골절이 가장 흔하게 발생한다. 하지만 골절이 발생해도 이를 느끼지 못하는 일도 종종 있어, 척추 앞부분이 주저앉아 키가 줄어들거나 허리가 앞으로 꼬부라지고 나서 발견하기도 한다.

Q 운동으로 골다공증을 예방하거나 완화할 수 있나?

A 성인이 된 후보다는 성장기에 운동을 많이 하는 것이 도움이 된다. 그리고 폐경 이후보다는 그 전에 하는 운동이 뼈의

강도를 높이는 데 도움이 된다. 체중부하 운동이 뼈의 강도를 높이는 것으로 알려져 있지만, 이 외에 균형 감각을 높이는 스트레칭과 근력 운동도 도움이 된다. 균형 감각과 근력을 키워두면 넘어지면서 발생하는 골절 사고를 예방할 수 있기 때문이다. 또한 운동은 규칙적으로 꾸준히 해야 뼈가 단단해지는 효과를 볼 수 있다.

Q 골다공증 환자가 피해야 하는 자세와 운동은?

A 척추압박골절로 인해 요통이 있는 환자는 윗몸 일으키기와 무거운 것을 드는 행동이나 급격하게 몸을 숙이는 운동을 피해야 한다. 물론 요가 등을 하면서 상체를 아래쪽으로 지나치게 구부리는 것도 금물이다. 등산이나 산책과 같은 체중부하 운동이 분명히 도움이 되지만, 눈이나 비가 오는 날 길이 미끄러운 상태에서는 낙상의 위험이 높으므로 주의해야 한다.

Q 낙상을 방지하려면 어떻게 해야 하나?

A 국내에서 이루어진 다양한 연구 결과에 의하면, 낙상에 의한 골절은 대부분 집안에서 발생한다. 따라서 낙상을 방지하려면 먼저 집안에 바닥이 미끄러운 부분, 예를 들어 거실의 카펫을 잘 고정하고 욕실 바닥에 미끄럼 방지 매트를 깔도록 한

다. 또한 계단이나 화장실 벽에 손잡이를 부착하는 것도 도움이 된다. 그리고 야간에는 조명을 충분히 밝게 유지하고, 노인들이 자주 사용하는 물건 등은 낮은 선반에 보관하도록 한다.

한편, 백내장 등이 있는지 시력 검사를 하고, 복용하고 있는 약 중에서 어지러움을 유발할 수 있는 약, 예를 들어 신경안정제나 혈압약 등이 있는지 확인한다.

Q 뼈 건강에 좋지 않아 삼가야 할 것으로는 어떤 것들이 있나?

A 특히 카페인, 탄산음료, 술, 담배를 삼가한다.

카페인이 많이 함유되어 있는 음료는 칼슘 흡수를 방해하는데, 특히 우리나라와 같이 음식을 통한 칼슘 섭취량이 적은 경우는 문제가 될 수 있다. 탄산음료 중 콜라는 카페인과 인의 함량이 많아 골밀도를 저해한다고 알려져 있다.

알코올은 칼슘 배설을 증가시키고 비타민 D 대사를 억제할 뿐만 아니라, 새로운 뼈 생성을 직접적으로 억제한다.

담배 중의 니코틴은 뼈 세포의 활성을 직접 억제할 뿐만 아니라, 흡연은 칼슘 흡수를 억제하고 체중을 감소시키며 비타민 D나 여성호르몬 대사에 악영향을 끼친다.

결과적으로 이들 기호식품은 골밀도를 감소시키고 골절의 위험을 증가시키므로 삼가야 한다.

Q 골다공증 약보다 주사가 더 효과가 좋은가?

A 반드시 주사가 경구 약보다 효과가 좋은 것은 아니며, 치료 효과는 주사제/경구제 차이보다는 약제의 종류에 따라 다르게 나타난다. 즉 비스포스포네이트 제제의 경우 종류에 따라 골흡수 억제 강도, 약 중단 후에도 뼈에서 잔여 효과가 지속되는 시간에 있어서 차이가 나타나며, 이는 투여 경로, 즉 경구제인지 주사제인지에 따른 차이보다 더 의미가 있다. 칼시토닌 주사의 경우 역시 피하주사 혹은 근육주사가 있지만, 피하주사의 경우 연어 칼시토닌인 반면 근육주사는 뱀장어 칼시토닌으로 그 성분에 차이가 있다.

Q 골다공증 주사를 오래 맞으면 턱뼈가 괴사되는 경우도 있다고 하는데, 사실인가?

A 골다공증 치료제의 대표적인 약물인 비스포스포네이트가 턱뼈를 괴사시키는 부작용이 있다는 사실은 잘 알려져 있지 않다. 턱뼈 괴사란 치아를 뽑거나 잇몸 치료 후 잇몸부위 상처가 아물지 않고 병균 감염이 되어 턱뼈 괴사로 이어지는 부작용으로, 꼭 주사제의 경우만 그런 것은 아니고 경구복용 시에도 나타날 수 있다. 문제는 약물의 반감기가 길고 대사가 되지 않아 약을 끊어도 축적된 약효가 몇 년을 가는 데 있다. 하지만

3년 이내 사용 시에는 그 위험이 크지 않으므로, 비스포스포네이트를 복용하는 경우 임플란트 등 치과 치료를 할 때에는 반드시 치과의사와 상담이 필요하다.

Q 골다공증 치료에 여성호르몬제 치료가 위험한가?

A 20여 년 전만 해도 골다공증 치료의 주력은 여성호르몬제였다. 골다공증뿐만 아니라 갱년기 증상을 치료하고 또 동맥경화도 예방한다고 믿고 있었다. 그러나 그 후 많은 연구 결과가 발표되면서 동맥경화를 예방하는 효과는 없고 오히려 심혈관계 위험도를 증가시킬 수도 있다는 사실이 밝혀졌다. 또한 여성호르몬과 관련하여 유방암이 더 증가하느냐 마느냐에 대해서는 논란이 많았지만, 최근 발표된 연구 결과에서 유방암을 약 1.3배 증가시킬 뿐만 아니라 전체적인 사망률도 약간 증가시킨다는 결과를 보인 바 있다. 따라서 이제 골다공증 치료만을 위한 여성호르몬제 복용은 권장되지는 않고 있다.

하지만 갱년기 증상이나 비뇨생식기계 위축증 개선을 위해서는 여성호르몬제가 여전히 최선의 치료이며, 골 흡수가 증가되어 있는 폐경 직후 여성에서 유방암에 대한 검사 후 단기간 사용은 골다공증 예방에서 효과적인 방법임에는 틀림없다.

Q 사골 국물을 많이 먹으면 골다공증에 좋은가?

A 사골국은 소뼈를 푹 고아 만드는 국물로, 흔히 일반인들 사이에는 뼈에 좋은 칼슘이 많으니 몸에 좋을 것으로 알려져 있다. 하지만 사골 국물에서 우러나오는 뼈의 성분 중에는 칼슘뿐 아니라 인도 다량 함유되어 있는데, 인은 위장관에서 칼슘 흡수를 방해하기 때문에 오히려 해롭다는 것이 전문가들의 의견이다. 칼슘과 인의 상대적인 양과 같이 섭취하는 다른 음식물에 따라서 칼슘의 흡수 정도가 변하기 때문에, 단순하게 좋다 나쁘다를 나눌 수 없는 문제이다.

더 큰 문제는 칼슘이 많은 식품이라고 해서 어떤 식품을 먹으면 칼슘이 많이 보충될 것이라 믿는 정보 과신과, 이런 정보에 근거해 어느 한쪽에 치우치는 식습관이다. 음식으로 질병을 예방하거나 치료하겠다는 마음보다는 골고루 균형 잡힌 식사로 건강을 유지하는 것이 중요하다.

Q 햇볕을 충분히 쪼이면 비타민 D 복용은 안 해도 되나?

A 비타민 D는 칼슘 흡수에 가장 중요한 비타민이며, 동시에 근력 강화에도 도움이 된다. 비타민 D는 자외선에 노출되면 피부에서 만들어져 간과 신장을 거쳐 활성을 갖게 된다. 따라서 햇볕을 쪼이는 것이 비타민 D 합성에 가장 효과적이다.

연구에 따르면, 전체 체표 면적의 약 5%를 자외선에 20분 정도 노출시키면 약 400IU의 비타민 D를 복용하는 것과 같다고 한다. 이는 50세 이상 성인에서 권장량의 약 반에 해당되는 양이다.

하지만 현대인들은 일상생활에서 규칙적인 햇볕 노출이 힘든 경우가 많다. 따라서 골다공증이 있거나 비타민 D 부족증이 있는 경우 비타민 D 약제를 함께 꾸준히 복용하는 것이 뼈 건강의 지름길이다.

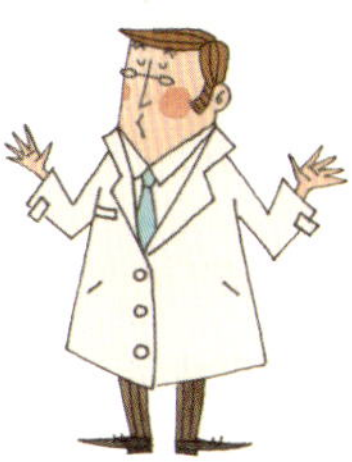